Souleymane TANGARA

Tese médica

Souleymane TANGARA

Tese médica

Aspectos epidemioclínicos e terapêuticos das patologias torácicas e vasculares no centro André FESTOC doCHU-ME de Bamako

ScienciaScripts

Imprint

Cover image: www.ingimage.com

This book is a translation from the original published under ISBN 978-620-6-72347-9.

Publisher:
Sciencia Scripts
is a trademark of
Dodo Books Indian Ocean Ltd. and OmniScriptum S.R.L publishing group

120 High Road, East Finchley, London, N2 9ED, United Kingdom
Str. Armeneasca 28/1, office 1, Chisinau MD-2012, Republic of Moldova, Europe
Printed at: see last page
ISBN: 978-620-8-20748-9

Conteúdo

DEDICATÓRIAS E AGRADECIMENTOS

DEDICACES

Adoro este trabalho

A ALLAH

O Omnisciente, o Omnipotente, o Criador do Céu e da Terra, o Todo-Misericordioso, o Misericordiosíssimo, Aquele que é a base de tudo, Aquele que me deu coragem e sorte durante estes longos anos de estudo. Seja feita a Vossa vontade, Senhor, e peço que a Vossa presença se mantenha ao longo da minha prática médica.

Para o meu pai Sina TANGARA

Por todos os momentos de atenção, de sacrifício e de dedicação que vivi convosco. Incutiste-nos um forte sentido de responsabilidade e dignidade, tolerância, rigor, trabalho bem feito, modéstia, respeito, honra e perseverança, em suma, todas as qualidades que um homem deve adquirir. Não tenho palavras para exprimir o orgulho que tenho em ser vosso filho. Que encontres, Pai, neste modesto trabalho, um verdadeiro motivo de satisfação. Que ALLAH te conceda uma vida longa e com saúde, para que possas ver-nos vencer e beneficiar das tuas bênçãos.

Para a minha mãe Aminata DEMBELE

Querida mãe, educadora exemplar, nunca te cansaste de aceitar e de amar os outros com todas as suas diferenças; cultivaste em nós as virtudes da tolerância e do amor ao próximo, num contexto de ternura e de afeto. Aqui tens, querida mãe, a expressão da nossa profunda gratidão e do nosso amor inabalável. Esforçaste-te muito pelo meu sucesso. A tua filosofia de vida é uma referência para todos nós em termos de coragem, generosidade e simplicidade. Graças aos vossos sacrifícios e dedicação, o vosso filho tornou-se médico. Que Deus Todo-Poderoso vos abençoe abundantemente e vos mantenha ao nosso lado durante o maior tempo possível, para que possamos continuar a beneficiar dos vossos conselhos e do vosso amor.

OBRIGADO :

"Qualquer que seja o valor do momento dado a um homem, só há uma palavra para exprimir a gratidão inspirada pela generosidade, e essa palavra é OBRIGADO", disse o nosso compatriota Amadou Hampate Ba, que a sua alma descanse em paz, na sua obra intitulada L'Etrange destin de Wangrin (O Estranho Destino de Wangrin).

Obrigado, obrigado a todos aqueles que me apoiaram durante esses longos anos de estudo, porque, na minha terra, o passado não é esquecido.

HOMENAGENS AOS MEMBROS DO JÚRI

AO NOSSO MESTRE PRESIDENTE DO JÚRI

Professor Seydou TOGO

- **Especialista em Cirurgia Torácica e Cardiovascular;**
- **Professor de Cirurgia Torácica e Cardiovascular na FMOS;**
- **Médico hospitalar no I'hopital du Mali ;**
- **Membro fundador da Sociedade de Cirurgia Torácica e Cardiovascular do Mali.**

Caro Mestre

Deu-nos a grande honra de aceitar presidir ao júri da nossa tese. O privilégio de ter como professor um homem de ciência tão modesto e rigoroso como o senhor é para nós uma herança de vida. A sua disponibilidade permitiu-nos realizar este trabalho com o mínimo de dificuldades. A sua grande humanidade e o seu sentido de justiça impressionaram-nos. Os seus valores científicos e sociais e a sua personalidade são para nós um ideal de excelência e de sabedoria.

AO NOSSO MESTRE E JUIZ

Professor Brehima BENGALIA

- **Professor Associado de Cirurgia Geral da Faculdade de Medicina e Odontostomatologia /USTTB**
- **Médico hospitalar no CHU point G**
- **Mestrado em pedagogia**
- **Membro da Sociedade de Cirurgia do Mali**
- **Médico epidemiologista.**

Caro Mestre

Estamos muito satisfeitos e honrados por ter aceitado espontaneamente julgar esta tese. A sua competência e o seu profundo sentido de humanidade são conhecidos de todos. As suas críticas, sugestões e estímulos serão de capital importância para melhorar a qualidade deste trabalho. Fica aqui a expressão da nossa mais distinta consideração.

AO NOSSO MESTRE E JUIZ

Doutor BABA IBRAHIMA DIARRA

- **Bolseiro de Investigação Sénior em Cirurgia Cardiovascular CNRST**
- **Chefe do Serviço de Cirurgia Torácica e Cardiovascular do Centro André FESTOC do Hospital Mere - Enfant "le Luxembourg" de Bamako.**
- **Cirurgião torácico e cardiovascular no centro André FESTOC do hospital Mere - Enfant "Luxembourg" de Bamako.**
- **Mestrado em anatomia morfológica e clínica na UCAD, Dakar**

Caro Mestre

É uma grande honra para nós aceitar-nos no vosso departamento. Gostaríamos de vos agradecer muito sinceramente por aceitarem fazer parte deste nobre júri. Sentimo-nos honrados com a vossa presença. Tivemos o privilégio de beneficiar do seu ensino de qualidade. A sua simplicidade, a sua capacidade pedagógica e o seu espírito científico fazem de si um mestre admirado e respeitado por todos. Que esta obra exprima, caro mestre, toda a nossa estima, a nossa profunda gratidão e a nossa total confiança. Aqui fica a expressão do nosso mais profundo respeito.

AO NOSSO MESTRE E CO-DIRECTOR DE TESE

Doutor Modibo Doumbia

- **Investigador principal em cirurgia cardiovascular no CNRST**
- **Representante do Ministro da Saúde**
- **Presidente da Associação Médica do Distrito de Bamako**
- **Cirurgião torácico e cardiovascular no Centro André FESTOC do Hospital Mere - Enfant "Luxembourg" de Bamako**
- **Mestrado em anatomia morfológica e clínica na UCAD, Dakar**
- **Diploma interuniversitário de informática médica Caro Mestre**

Gostaríamos de aproveitar esta oportunidade para expressar a nossa grande estima e admiração por si. Ao longo deste trabalho, apreciámos as suas grandes qualidades humanas e científicas, a sua pedagogia, o seu forte sentido de responsabilidade, a sua acessibilidade e, sobretudo, o seu rigor no trabalho. Caro Mestre, incutiu em nós o espírito de equipa, a resistência, a perseverança, o trabalho bem feito e, sobretudo, a paciência. Que ALLAH lhe conceda uma longa vida com saúde e cheia de sucesso nos seus projectos.

AO NOSSO DIRECTOR DE MESTRADO E DE TESE

Professor Birama TOGOLA

- **Professor Catedrático de Cirurgia Geral**
- **Especialista em Cirurgia Torácica e Cardiovascular**
- **Diploma interuniversitário em pedagogia e ciências da comunicação**
- **Diploma universitário em endo vascular periférico**
- **Membro do Colégio de Cirurgiões da África Ocidental (WACS)**
- **Membro da Sociedade de Cirurgia do Mali (SOCHIMA)**
- **Membro da Sociedade Maliana de Cirurgia Torácica e Cardiovascular (SOTCAV)**
- **Médico hospitalar no CHU du point "G".**

Caro Mestre

Foi uma grande honra para nós ter aceite confiar-nos este trabalho. Queremos agradecer a vossa paciência, a vossa disponibilidade, o vosso incentivo e os vossos preciosos conselhos na realização deste trabalho. A vossa competência, dinamismo e rigor suscitaram em nós uma grande admiração e um profundo respeito. As vossas qualidades profissionais e humanas são um exemplo para todos nós. Queira aceitar a expressão da minha mais profunda gratidão e respeito.

1 INTRODUÇÃO

I- Introdução

A cirurgia torácica e vascular é a disciplina académica da medicina que engloba as técnicas e métodos de prevenção, diagnóstico e tratamento cirúrgico das doenças torácicas e vasculares congénitas ou adquiridas [1].
Esta дёГтя^и pode, nalguns casos, estar relacionada com afecções das fronteiras do tórax (pescoço, peito e diafragma).
A sua especificidade reside no facto de dependerem dos órgãos vitais a que estão ligados e do ambiente tecnológico necessário à sua prática.
No Ocidente, as patologias torácicas de origem infecciosa eram de longe as mais frequentes, mas com a ^industrialização e a modernização, as patologias cancerosas ocupam agora o primeiro lugar [2].
Em França, o cancro do pulmão foi o terceiro cancro mais comum, com 52 777 novos casos diagnosticados em 2023 [3].
Nos países em desenvolvimento, particularmente em África, as patologias torácicas cirúrgicas são ainda dominadas pelas doenças infecciosas [4].
Na África Ocidental, foram realizados vários estudos sobre patologias vasculares. De acordo com Konin C et al [6] em 2015 na Costa do Marfim, a prevalência de insuficiência venosa crónica dos membros inferiores foi de 60,4%. Para Haounou F et al [7] em 2016 no Benim a TVP ëtait localisëe aux membres infërieurs chez 51,3% des patients. Para James Didier L et al [8] em 2018 no Níger, a rara ocorrência de hipertensão arterial deveu-se ao subdiagnóstico e à falta de especialistas.
A prática da cirurgia torácica e vascular no Mali remonta aos primeiros anos da independência. A primeira toracotomia no Mali foi efectuada pelo Professor **Mamadou Dembele** em **1963 [9].** Em **1983,** os Professores AK **Koumare** e **Alain Decloche** efectuaram a primeira comissurotomia a céu aberto.
No Mali, segundo Ngammeni Ignace [9], em 2006, as patologias torácicas cirúrgicas representavam 13,03% dos internamentos no serviço de cirurgia "A" do CHU du Point "G".
Segundo Guindo I O [10], em 2013, a pleurisia purulenta representava 1,95% dos piotórax no serviço de pneumologia do CHU Point "G".
A cirurgia torácica e vascular é uma especialidade em forte crescimento graças às novas tecnologias, estando atualmente subdividida em várias subespecialidades, nomeadamente a cirurgia pleuropulmonar, a cirurgia da parede torácica e a cirurgia vascular periférica.
Em 2011, foi criado pela primeira vez um serviço de cirurgia torácica e vascular **no Hospital Mali** para melhorar o tratamento destas patologias. Dada a necessidade crescente de cuidados de cirurgia torácica e vascular e o regresso da formação de certos especialistas, foi criado em setembro de 2018 um centro de referência de cirurgia torácica e cardiovascular denominado **"Centro André FESTOC"** no **CHU mere-enfant le Luxembourg em BAMAKO** graças à 1'ONG chaine de 1'espoir. O centro é uma referência sub-regional para a gestão diagnóstica e terapêutica das patologias torácicas e vasculares.
O objetivo deste estudo foi investigar os aspectos epidemiológicos, clínicos e terapêuticos das patologias torácicas e vasculares no centro André FESTOC do CHU-ME le Luxembourg em Bamako.
Para atingir este objetivo, estabelecemos os seguintes objectivos

2 OBJECTIVOS

II- Objectivos

II.1- Objetivo geral :

- Estudar os aspectos ëpidëmio-clínicos e terapêuticos das patologias torácicas e vasculares no centro André FESTOC do CHU-ME de Bamako.

II.2- Objectivos específicos :

- Determinar a frequência das patologias torácicas e vasculares.
- Dë descrever o tratamento de patologias torácicas e vasculares.
- Análise dos resultados da gestão da patologia torácica e vascular.

3 INFORMAÇÕES GERAIS

III- Generalidades :

III.1- Antecedentes históricos:

III.1.1- História de cirurgia [11,12]

Termo emprestado do grego antigo é, no sentido próprio da palavra, aquele que faz trabalho manual "O cirurgião". Por outras palavras, foi originalmente usado para descrever um médico que cura com as mãos, bem como um e^шёте ou um tocador de cítara.

Este significado geral e vago foi-se perdendo gradualmente. Já nas obras de Hipócrates, mas sobretudo na compilação do autor latino Celsus, que datam do período cristão, vemos que o termo cirurgião é utilizado para designar um vagão preciso do médico que tratava certas lesões por ato manual (suturar feridas, reduzir luxações e fracturas, tratar úlceras).

As práticas cirúrgicas pré-históricas existiam mesmo entre os povos primitivos. O estudo das escavações efectuadas em Lozëre pelo Dr. Prunier em 1873 revelou práticas cirúrgicas nos crânios pré-históricos sob a forma de trepanação. Estas práticas eram mais cirúrgicas do que intencionais, e existiam no Egito, na Caldeia e na China.

Com Гёге de **Hipócrates** a prática cirúrgica começou realmente no século V e **VI a.C.**: articulações fracturadas, mochlique, ferida hemorroidária, fístula, onde vemos aparecer pela primeira vez um tratado relatando a prática cirúrgica: redução de uma luxação, redução e contenção de fracturas, tratamento de feridas.

[e]Celsus escreveu no século III a.C. que Herófito e Erasístrato realizaram as primeiras dissecações humanas sistemáticas, a base de toda a anatomia séria Mas os cirurgiões também as realizaram. Certas operações, como autoplastias, feridas abdominais penetrantes, curas operatórias de hidrocëles e hérnias, e poda da bexiga.

A partir da Гёге cristã **(131 -201 d.C.) Galeno** fez uma descrição correta do esqueleto, das articulações e dos músculos dos membros, mas a dos vasos, nervos e viscëres foi medíocre.

No século **XVII**, assistimos à criação da anatomia humana como uma verdadeira ciência. **Vesalius** denunciou os erros, operou com sucesso a pleurisia purulenta e foi um dos primeiros a diagnosticar o aneurisma da aorta.

A descoberta das propriedades anestésicas da espuma e do clorofórmio, **em 1847**, e a criação do método antissético por Lister, transformaram profundamente a cirurgia. Guillaume **Dupytren (1777-1835)**, aluno de **Bichat**, é considerado o criador da cirurgia moderna. Ressecou o primeiro maxilar inferior em **1812**, efectuou uma tenotomia subcutânea do esterno-cleido-mastoi'diano para torcicolo em **1812**, efectuou com êxito ligaduras vasculares ilíacas em **1815**, inventou a enterostomia^ e tornou-se o primeiro cirurgião a efetuar uma operação cirúrgica no maxilar inferior.

Alguns anos antes, em **1867**, Lister publicou estatísticas sobre as suas amputações com antissepsia.

Entre **1870 e 1875**, as intervenções cirúrgicas beneficiaram de duas grandes alterações técnicas: a anestesia geral e, sobretudo, o método antissético Listeriano. É a chamada "verdadeira revolução cirúrgica".

No entanto, a criação da cirurgia moderna foi essencialmente um esforço coletivo, graças às publicações e aos congressos internacionais periódicos, o primeiro dos quais se realizou em Paris em 1867.

Em 1886**, Chamberland** e depois **Villard**, alunos de **Pasteur**, introduziram o autoclave e o forno de chama, mais tarde modificados por **Poupinel**;

Em **1900, Champut** criou as luvas esterilizáveis. Assistimos assim a uma evolução da antissepsia para a assepsia.
É evidente que em cada país se registaram desenvolvimentos individuais mais ou menos numerosos e rápidos.
Podemos agora classificar em três grandes rubricas o grande número de observações que aparecerão em grande número e se multiplicarão rapidamente nos próximos vinte e cinco ou trinta anos.
Operações que existiam há séculos e que nunca tinham deixado de ser efectuadas, tais como ligaduras vasculares, amputações superficiais, amputações do peito, operações de hérnia estrangulada, podas da bexiga, trepanações cranianas, operações de enfisema, etc., eram todas realizadas da mesma forma.
Operações que anteriormente tinham sido efectuadas a título excecional, mas que foram abandonadas por serem consideradas demasiado graves. Trata-se, nomeadamente, da operação de hérnia, da nefrectomia e da esplenectomia,
1 amputação do colo do útero e cirurgia vaginal reparadora, cirurgia abdominal para quistos nos ovários ou mesmo miomas uterinos.
Operações absolutamente novas que estão a aumentar a toda a hora. Estas incluíam a cirurgia óssea e articular, que tinha permanecido apenas mutilante, e ostëotomias. A cirurgia visceral foi criada em apenas alguns anos com **Pean** em **1879** e **Bilroth** em **1880.**
Este período criativo assistiu também ao aparecimento de especialidades, graças às melhorias consideráveis que foram gradualmente introduzidas com a utilização da endoscopia e dos **raios X** (Roentgen **1894**).
Como resultado, muitos instrumentos e dispositivos inteiramente novos foram criados a partir do zero, e técnicas operacionais foram desenvolvidas e aperfeiçoadas.

III.1.2- Desenvolvimentos em cirurgia torácica e vascular :

As práticas cirúrgicas sobre os vasos e o tórax existiam desde há siëculos. Nesta secção, tentaremos mostrar a revolução e a individualização da cirurgia torácica e vascular como especialidade cirúrgica.
Durante a era cristã, no século I, **Gallien** realizou ligaduras vasculares e cauterização de vasos **[13]**. Em **1546, Ambroise Pare** descreveu técnicas de ligadura vascular em ferimentos de bala.
Alexis Carrel descreveu a sutura de triangulação em 1902. Durante a Primeira Guerra Mundial, **René Leriche** realizou reparações arteriais **[13]**.
Sicard e **Forestier** desenvolveram a técnica de angiografia pela primeira vez em 1923 **[14]**.
Em 1852, **Bowditch** relatou a primeira toracocentese bem sucedida **efectuada por Wyman**.
Durante a Primeira Guerra Mundial, em **1918**, **Graham** e **Bell** conseguiram a primeira drenagem bem sucedida de um piotórax **[15]**.
Com o desenvolvimento do primeiro protótipo de ventilador por **Brunnel**, por volta dos anos 30, alguns procedimentos tornaram-se possíveis. A primeira pneumonectomia real foi realizada por **Nissan**, **Hight** e **Graham** em **1932-1933 [15]**.
As técnicas foram aprimoradas e desenvolvidas (dissecção, ligadura ou sutura de estruturas hilares) e houve uma ampla gama de intervenções. **Blalock** e **Ravitch** foram os primeiros a drenar com sucesso o coração, enquanto **Klassen** reparou uma rutura da aorta torácica **[15].**
A partir de então, esta especialidade assistiria ao desenvolvimento de novas técnicas operatórias e procedimentos, principalmente com a descoberta da circulação extracorpórea

por **Gibbon** em 1954 **[15]**.

Desde 1960, muito trabalho foi feito para revolucionar a cirurgia torácica e vascular.

O desenvolvimento de técnicas de ressecção traqueal por **Pearson** e **Grillo** em **1970** **[15,16]**, o desenvolvimento de técnicas de cirurgia pulmonar e a introdução da toracoscopia por **Miller** e **Daniel** **[15]**.

Skinne, **Belsey** e **Orringer** deram o seu contributo para a cirurgia da patologia do resófago **[17]**.

III.2- Lembretes:

III.2.1- Panorâmica da anatomia e da função do tórax [18] :

Topografia geral do tórax (paredes e conteúdo)

III.2.1.1- As paredes :

As paredes do tórax são ostëo-condro-musculares

O esqueleto é ostëo-cartilaginoso (caso torácico).

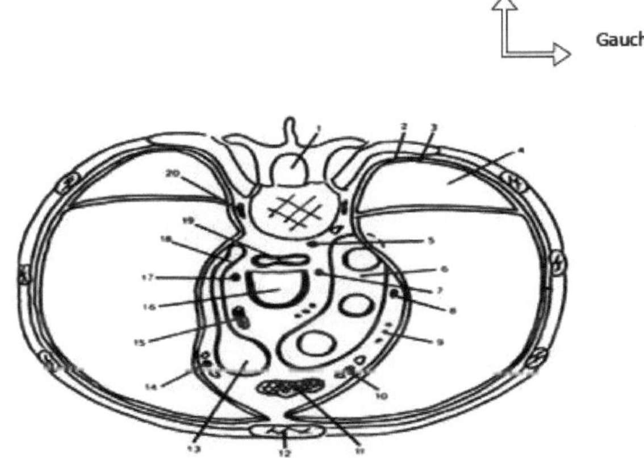

Figure 1 : Coupe horizontale du thorax en T4

1. 4e vertèbre thoracique (T4).
2. Plèvre pariétale.
3. Plèvre viscérale.
4. Poumon gauche.
5. Canal thoracique.
6. Crosse de l'aorte.
7. Nerf laryngé récurrent* gauche.
8. Nerf vague* gauche.
9. Plexus cardiaque superficiel.
10. Nerf phrénique gauche (et vaisseaux phréniques supérieurs*).
11. Thymus.
12. Sternum.
13. Veine cave supérieure.
14. Nerf phrénique droit.
15. Nœud lymphatique* de la crosse de la veine azygos*.
16. Trachée.
17. Nerf vague* droit.
18. Crosse de la veine azygos*.
19. Œsophage.
20. Sympathique thoracique.

Figura 1: Secção horizontal do tórax em T4

3.2.1.2- Constituição :

1. Atrás (e na linha mediana): a coluna vertebral (1).
2. para a frente: o esterno (2).
3. lateralmente: os arcos costais, ou seja, 12 pares de costelas (3) estendidas para a frente pela

3.2.1.4- O mediastino anterior.

Situado à frente do plano que passa pela face anterior do corte, é o maior sector do mediastino, com 2 níveis: inferior (cardíaco) e superior (supra-cardíaco).

- A traqueia (1) ;

- O creur (2) ;
- Veia cava superior (3) ;
- Arco aórtico (4) ;
- E bifurcação da artéria pulmonar (5) ;
- Tronco venoso braquiocefálico (6) ;
- Tronco braquiocefálico arterial (7) ;
- O timo (8) ;
- Nervos frénicos, direito (9) e esquerdo (10).

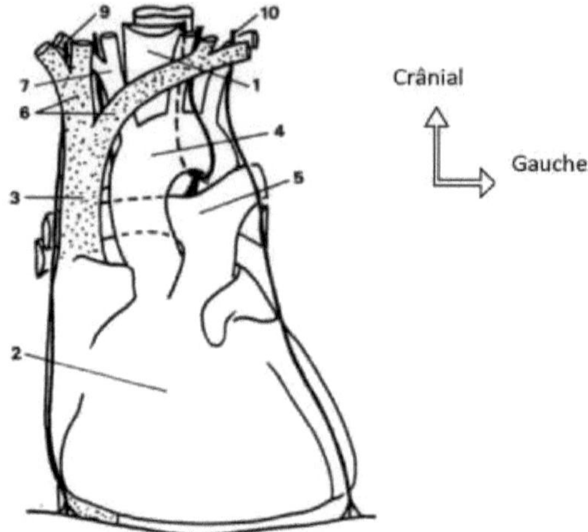

Figura 2: Vista anterior do mediastino.

3.2.1.5- O mediastino médio.

Situado entre os dois planos que atravessam as faces anterior e posterior da traqueia, é um sector estreito, achatado, verticalmente alongado, constituído por duas fases:

Superior, traqueobrônquico e inferior: ligamentos triangulares dos pulmões.

A traqueia (1) ;

Ligamentos triangulares (2) ;

Brônquios principais e pëdiculi pulmonar (3);

O arco aórtico (4),

A artéria carótida comum esquerda (5)

Ramo da veia ázigos (6) ;

Veia inter-costal supra-anterior esquerda (7);

Os 2 nervos vagos (8, 9)

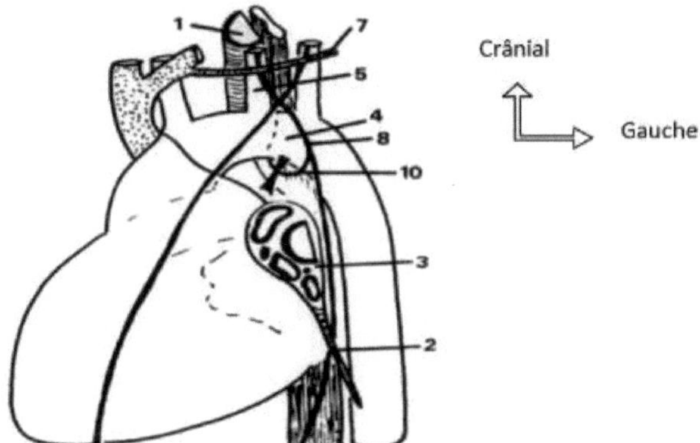

Figura 3: Vista lateral esquerda do mediastino.

3.2.1.6- a cavidade torácica representa o esqueleto osteo-cartilaginoso que a delimita
torácica. É constituído por (Fig. 1, 2) :

- O esterno (1), na frente ;
- A coluna vertebral (2), em arridre ;
- Os arcos costais, as costelas (3) e a cartilagem (4) lateralmente.

Estes pedaços de osso são mantidos juntos por :

- Articulações;
- E os músculos, em particular os músculos intercostais, que unem lateralmente as costelas e as cartilagens costais (formando em conjunto a grelha costal).

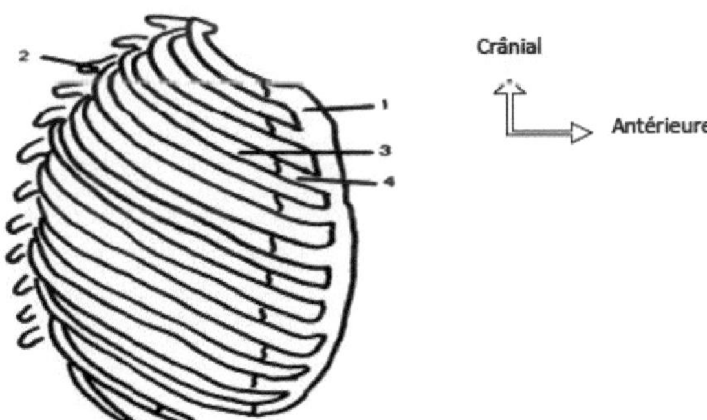

Figura 4: Gaiola torácica (vista lateral) Configuração geral.

O tórax tem a forma de um cone truncado, com uma base inferior, ligeiramente achatado no sentido antero-posterior, tornando-se grosseiramente cilíndrico na sua parte inferior. De facto, a configuração varia consoante o indivíduo: estreito, nos de corpo longo, ou, pelo contrário, largo, nos de corpo curto.

A caixa torácica pode ser descrita da seguinte forma:

- 4 lados,
- Um orifício superior, ou ápice,
- Um orifício inferior, ou base.

3.2.1.7- A abertura torácica superior.

Limites.

À frente, a incisão jugular do esterno (1), encimada pelo ligamento interclavicular e articulada lateralmente com a extremidade esternal da clavícula.

Atrás, o bordo superior da primeira vértebra torácica (2).

Lateralmente: a primeira dimensão (3).

3.2.1.8- A abertura torácica inferior :

Limites :

1. Em seguida, o processo xiphoi'de (1).
2. emeDorso: as 12 vértebras torácicas (2).
3. emeemeemeemeemeLateralmente: o bordo condrocostal inferior (3); de trás para a frente: as costelas flutuantes, depois as cartilagens costais 10 , 9 , 8 , 7.

3.2.1.11- Diafragma :

O diafragma é uma partição niusculo-aponevótica que divide o tronco em 2 estágios (tórax acima, abdómen abaixo).

O diafragma é um arco largo, voltado para baixo e para frente, com uma porção anterior (1), móvel, esternocostal, quase horizontal, ëvasëe em cúpulas, de cada lado da linha mediana :

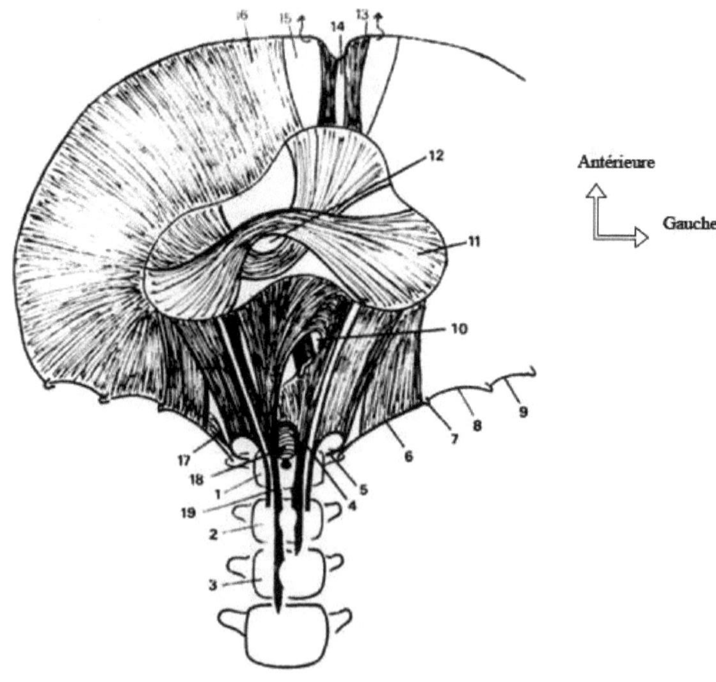

1. 1re vertèbre lombaire
2. 2e vertèbre lombaire.
3. 3e vertèbre lombaire
4. Pilier gauche.
5. Ligament arqué médial*.
6. Ligament arqué latéral*.
7. 12e côte.
8.9. Arcades intercostales (Senac)*.
10. Hiatus œsophagien
11. Centre tendineux.
12. Orifice de la V.C.I.
13. Partie sternale.
14. Fente rétroxiphoïdienne.
15. Fente de Larrey.
16. Partie costale.
17. Faisceau costoïdal.
18. Hiatus aortique.
19. Pilier droit.

Figura 5: Vista de conjunto do diafragma (presume-se que a face inferior esteja reclinada).

Vascularização e inervação do diafragma :

Artes :

I . a extrema importância funcional do diafragma explica a riqueza da sua vascularização.

A face superior do diafragma (1) recebe :

- Ramos da artéria músculo-frénica (2), ramo terminal lateral da artéria torácica interna (3).
- As artérias frénicas superiores (4) (derivadas das artérias torácicas internas), satélites do nervo frénico (5).

Ramos das últimas 4 artérias intercostais posteriores.

A parte inferior (6) :

As artérias frénicas inferiores (7), que nascem da aorta acima do diafragma; ascendentes, dividem-se na superfície inferior do centro do tendão em 3 ramos (8) (anterior, médio e posterior), anastomosando-se num arco a partir do qual surgem ramificações para o centro do tendão.

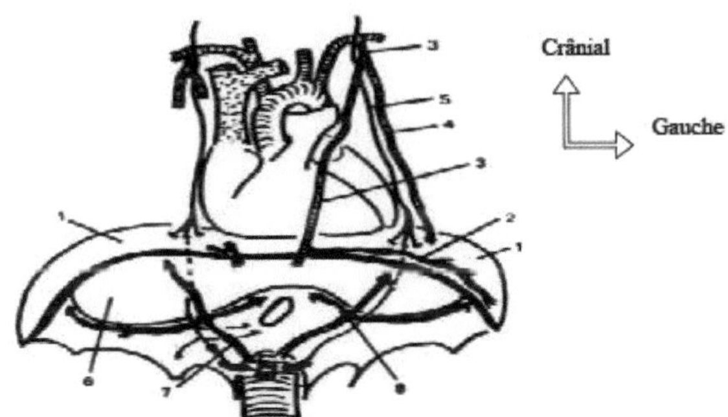

Figura 6: Artérias do diafragma (vista anterior).

Veias :

- Quer sejam ou não satélites das artérias, a maior parte delas drena para as veias frénicas, que são inferiores e tributárias da VCI (logo abaixo do diafragma).
- Algumas vénulas juntam-se às veias resofágicas ou às veias dos ligamentos hepáticos (falciformes ou triangulares), formando veias portais acessórias.

Linfático :

Existem 2 redes originais:

1. A rede subpleural (A) (a partir da superfície superior) que drena a linfa para os gânglios linfáticos:

- Esternal (1), médio-mediastinal (2) e póstero-anterior (3),
- Mas também lombar (4).

2. a rede sub-peritoneal (B) (a partir da superfície inferior) que drena a linfa para os gânglios linfáticos:

- Frénicos infërieurs, e lombares (4);

Mas também esternal (retro-xifoide) (colectores trans-diafragmáticos).

- Devemos, portanto, salientar a importância das conexões linfáticas abdomino-torácicas, que explicam a propagação trans-diafragmática de processos neoplásicos ou infecciosos.

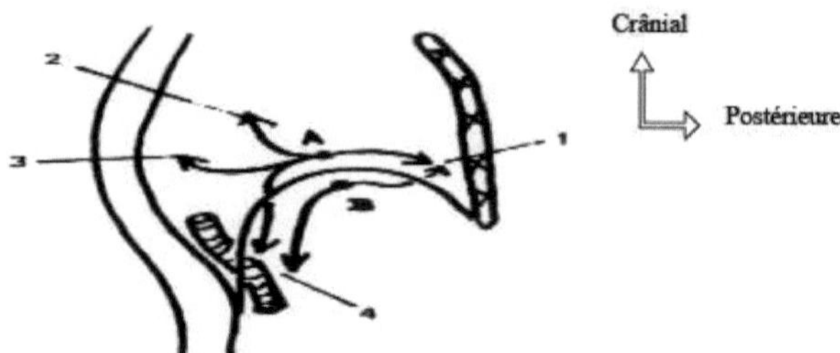

Figura 7: Drenagem linfática (secção sagital).

Nervos :

1. Os nervos frénicos (2 e 7) são os únicos nervos motores (cada nervo frénico inerva um hemi-diafragma).

Diafragma superior (1) ;

O nervo frénico direito (2) divide-se em 3 ramos a 3 cm da linha mediana;

Frente (3) ;

Lateral (4);

Posterieur (5);

Gânglios (Luska) (6);

O nervo frénico esquerdo (7) ;

As outras referências são muito acessórias:

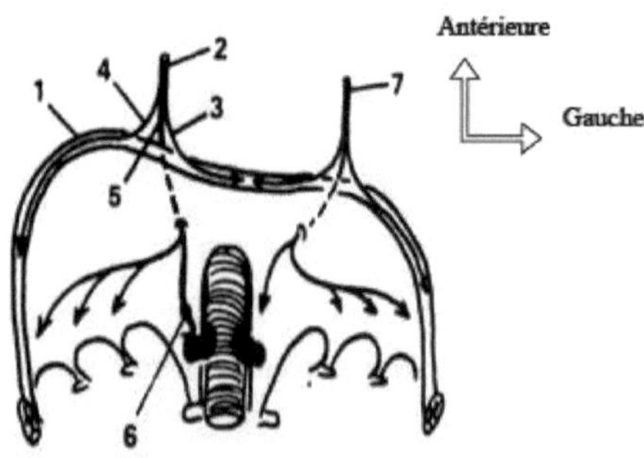

Figura 8: Ramos terminais do nervo frénico (vista anterior esquemática).

3.2.2- Panorama anatómico e funcional do sistema circulatório [19] :

Sistema cardiovascular :

O sistema cardiovascular é constituído pelo coração, que faz o sangue pulsar através do corpo, e pelos vasos sanguíneos, que formam uma rede apertada de tubos que transportam o sangue. Existem três tipos de vasos:

- As artérias, que transportam o sangue do coração ;
- As veias, que transportam o sangue para o coração;
- Os capilares, que ligam as artérias e as veias, são os mais pequenos dos vasos sanguíneos

e são onde o oxigénio, os nutrientes e os resíduos metabólicos são trocados com os tecidos.

As paredes dos vasos sanguíneos do sistema cardiovascular são constituídas por três túnicas:

- A túnica externa (adventícia) - a camada exterior de tecido conjuntivo:
- A túnica média - a camada de músculo liso (que também pode conter aglomerados variáveis de fibras elásticas nas artérias de grande e médio calibre);
- A túnica interna (íntima) - a camada endotelial interna dos vasos sanguíneos.

As artérias propriamente ditas são subdivididas em três classes, dependendo da quantidade de músculo liso e de fibras elásticas que contribuem para o tamanho global do vaso e para a sua função.

- As grandes artérias ëlásticas contêm quantidades substanciais de fibras ëlásticas na média, que permitem a dilatação e o retorno ao calibre normal durante o ciclo cardíaco. Isto está envolvido na manutenção do fluxo sanguíneo durante a diástole, 1 aorta, o troco braquiocefálico, a artéria carótida comum esquerda, a artéria subclávia esquerda e o tronco da artéria pulmonar são exemplos.
- As artérias musculares médias são constituídas por um meio que contém um grande número de fibras musculares lisas. Esta caraterística permite a estes vasos regular o seu diâmetro e controlar o fluxo de sangue para as diferentes partes do corpo. Exemplos de artérias musculares médias são a maioria das artérias tronculares, como a artéria femoral, a artéria axilar e a artéria radial.
- As pequenas artérias e arteríolas controlam o enchimento dos capilares e contribuem diretamente para a pressão arterial no sistema vascular.

As veias também se subdividem em três classes:

As grandes veias contêm fibras musculares lisas na camada média. A veia cava superior, a veia cava inferior e a veia protetora são exemplos.

- As veias pequenas e médias contêm pequenas quantidades de fibras musculares lisas e a túnica externa é a mais fina. Exemplos de veias pequenas e médias são as veias superficiais dos membros superiores e inferiores, e as veias profundas da perna e do antebraço.
- As vénulas são as veias mais pequenas e drenam os capilares.

Embora as veias sejam semelhantes às artérias na sua estrutura geral, existem algumas caraterísticas distintivas.

- As paredes das veias, e mais especificamente da média, são finas.
- Os diâmetros endoluminais das veias são grandes.
- É frequente existirem várias veias (veias comitantes ou veias satélites) em contacto com as artérias nas regiões periféricas. As válvulas estão frequentemente presentes nas veias, particularmente nas veias periféricas abaixo do nível da fenda. Trata-se frequentemente de pares de cúspides que facilitam o retorno venoso à fenda.

Sistema linfático :

Vasos linfáticos :

Os vasos linfáticos formam uma rede complexa e extensa de canais interligados, que começam como capilares linfáticos porosos e cegos dentro dos tecidos do corpo, convergindo depois para formar vários vasos maiores que finalmente drenam para grandes veias na base do pescoço.

Os vasos linfáticos recolhem principalmente os fluidos perdidos pelos leitos capilares durante os processos de troca de nutrientes e devolvem-nos ao sistema vascular venoso. Os agentes patogénicos, as células do sistema linfático, os produtos celulares e os detritos também estão contidos no líquido intersticial que drena para os capilares linfáticos.

No intestino enxertado, certas gorduras absorvidas pelo epitélio intestinal são incorporadas em complexos de lipoproteínas (quilomícrons), que são libertados pelas células epiteliais no compartimento intersticial. Juntamente com outros componentes do líquido intersticial, os quilomícrons drenam para os capilares linfáticos (concebidos como capilares lacteos no intestino enxertado) e são finalmente libertados no sistema venoso do pescoço. O sistema linfático constitui assim a principal via de transporte das sementes absorvidas pelo intestino.

O líquido da maioria dos vasos linfáticos é claro e incolor, sendo designado por linfa. O líquido dos vasos linfáticos do intestino enxertado é lactescente devido à presença de quilomícrons; é designado por líquido quiloso.

Existem vasos linfáticos na maior parte do corpo, exceto no cérebro, na medula óssea e nos tecidos avasculares, como o epitélio e a cartilagem.

O movimento da linfa nos vasos linfáticos é gerado principalmente pela ação indireta de estruturas adjacentes, em particular a contração do músculo esquelético e as pulsações arteriais. O fluxo unidirecional é mantido pela presença de válvulas nos vasos.

Nreóides linfáticos :

Os gânglios linfáticos são pequenas estruturas encapsuladas (0,5 - 2,5 cm de comprimento) que interrompem o trajeto dos vasos linfáticos e contêm elementos do sistema imunitário, como linhagens de linfócitos ou macrófagos. Actuam como filtros elaborados que capturam e fagocitam determinadas substâncias presentes na linfa. Além disso, detectam e defendem-se contra antigénios estranhos, que também são transportados pela linfa.

Como os gânglios linfáticos ësão filtros eficientes e o fluxo através deles ëé lento, as células que metastizam (migram à distância) dos tumores primários e penetram nos vasos linfáticos podem alojar-se nos gânglios linfáticos e aí crescer como tumores secundários. Os gânglios linfáticos que drenam uma área de infeção ou outra patologia podem aumentar de tamanho e mudar, tornando-se por vezes "duros" ou "sensíveis". Estas alterações podem ajudar os médicos a detetar a patologia ou a procurar a propagação da doença.

Algumas zonas do corpo têm um grande número de gânglios linfáticos. Naturalmente, os gânglios da maioria destas zonas drenam a superfície do corpo, o sistema digestivo e o sistema respiratório. Estas três regiões são locais de alto risco para a penetração de agentes patogénicos estranhos.

Os gânglios linfáticos são numerosos e podem ser palpados na axila, nas virilhas e nas regiões femorais, bem como no pescoço. Os locais profundos, que não são palpáveis, incluem nódulos associados à traqueia e aos brônquios no tórax e à aorta e seus ramos no abdómen.

Troncos e canais linfáticos :

Todos os vasos linfáticos convergem para formar troncos ou canais maiores, que drenam para o sistema venoso no pescoço, onde as veias jugulares internas se juntam às veias subclávias para formar as veias braquiocefálicas.

- A linfa do lado direito da cabeça e do pescoço, do membro superior direito, do lado direito do tórax e do lado direito das regiões superior e superficial da parede abdominal é transportada pelos vasos linfáticos que drenam para as veias do lado direito do pescoço;
- A linfa proveniente de outras partes do corpo é transportada pelos vasos linfáticos, que drenam para as veias do lado esquerdo do pescoço.

4- Sinais das patologias estudadas :

4.1- Patologias torácicas :

4.1.1- Derrames pleurais [20] :

4.1.1.1- Definição :

O derrame pleural é a acumulação anormal de líquido ou gás no espaço pleural (a área entre as duas camadas da membrana fina que cobre os pulmões).

4.1.1.2- Etiologias :

Muitas condições podem levar a um panarício pleural. Algumas das causas comuns (classificadas da mais comum para a menos comum) incluem

- Insuficiência cardíaca, tumores, pneumonia, embolia pulmonar, cirurgia, como cirurgia de revascularização do miocárdio recente, trauma torácico, cirrose, insuficiência renal, lúpus sistémico ërythëmateux, pancreatite, artrite reumatoide, tuberculose, síndrome nefrótica, diálise përitonëal.
- Medicamentos como: hidralazina, procainamida, isoniazida, fenitoína, clorpromazina, metisergida, interleucina-2, nitrofurantoína, bromocriptina, dantroleno e procarbazina.

4.1.1.3- Sintomas :

Muitas pessoas com derrame pleural são completamente assintomáticas. Os sintomas mais frequentes, qualquer que seja o tipo de derrame na cavidade pleural ou a causa, são :

- Falta de ar
- Dor no peito

Exame paraclínico

- Radiografia do tórax e/ou ecografia
- Análises laboratoriais efectuadas numa amostra líquida

Consoante a causa, o líquido pode ser :

- Rico em proteínas (exsudado)
- Aquoso (transudado)
- Por vezes, angiografia por TAC.

4.1.2- Pericardite [21] :

O pericárdio é um saco fibroso que contém o músculo cardíaco e as raízes dos grandes vasos sanguíneos. Quando o músculo cardíaco se contrai, uma parte do pericárdio segrega um líquido (em quantidade variável de 30 a 50 ml), que actua como lubrificante. Em caso de inflamação do pericárdio, este líquido pode aumentar e impedir a contração do músculo cardíaco, o que se designa por pericardite.

Deve ser feita uma distinção entre përicardite aguda e crónica. A primeira é uma inflamação que ocorre após uma infeção viral e gënëralisëe. Em seguida, a përicardite crónica ocorre quando uma ou mais inflamações do përicard ocorrem após a primeira.

4.1.2.1- Sintomas

A maior parte dos sintomas não são específicos. Há, no entanto, alguns que são comuns, consoante a doença seja crónica ou não.

Os sintomas são os mesmos que os de uma infeção viral:

- Febre, dores musculares e articulares, suores
- Dor no tórax, acompanhada de irradiação para as pálpebras e a mandíbula
- Palpitações e aumento do ritmo cardíaco
- Dispneia (dificuldade em respirar), tonturas, ou mesmo perda de consciência na

sequência de um abrandamento dos batimentos cardíacos, ou mesmo da sua paragem total.

4.1.2.2- Causas:

- Agentes patogénicos, como vírus ou bactérias
- Cancros (nomeadamente dos pulmões, da glândula mamária e do lábio)
- Infecções de todos os tipos, como a tuberculose.

Na maioria dos casos, não é encontrada qualquer causa para a inflamação, que é designada por pericardite idiopática.

4.1.2.3- - Diagnóstico:

Após uma entrevista com o doente, durante a qual este conhece a sua história clínica e os seus sintomas, o cardiologista efectua uma série de exames clínicos e procura eventuais sinais de pericardite ou complicações.

- Eletrocardiograma :

Regista a atividade eléctrica do coração utilizando diferentes eléctrodos colocados nas mãos, nos pés e no peito.

- Ecografia cardíaca :

Este exame é efectuado rapidamente no leito do doente. Detecta facilmente qualquer aumento do volume de líquido à volta da creura e mede o impacto do líquido no trabalho da creura.

- Scanner e imagem por ressonância magnética (MRI)

Permitem observar o espessamento do pericárdio, mas também o gene do trabalho dos ventrículos em caso de pericardite constritiva.

4.1.3- Traumatismo firme do tórax [22] :

Os traumatismos torácicos são lesões da parede torácica e dos órgãos situados no interior da caixa torácica, na sequência de um impacto, de um acidente ou de um esforço. Podem ser penetrantes (abertos) ou internos (fechados) e causar lesões em vários órgãos: coração, grandes vasos, pulmão, resófago, traqueia, etc. Em caso de traumatismo torácico, é dada prioridade ao tratamento das partes do corpo afectadas que apresentam risco de vida.

A fratura simples das costelas é o traumatismo torácico mais comum. A radiografia do tórax permite detetar eventuais lesões associadas, como o pneumotórax. O tratamento de uma fratura de costela nem sempre é cirúrgico. No caso de fracturas simples, são prescritos analgésicos e o osso cura-se sozinho nas semanas seguintes.

4.1.4- Bócio endotorácico [22] :

O bócio é uma doença da glândula tiroide, caracterizada por um aumento de tamanho da glândula tiroide, ligeiramente abaixo da maçã de Adão. Por vezes, é uma doença familiar, que afecta mais as mulheres do que os homens e aumenta de frequência com a idade. Os habitantes das regiões montanhosas são mais afectados devido a uma carência de iodo no solo (elemento essencial das hormonas da tiroide). Na Suíça, tal como noutros países desenvolvidos, o sal alimentar enriquecido com iodo contribuiu para reduzir o número de bócio. É de salientar que os factores congénitos ou certas afecções podem também provocar bócio.

Para além do seu aspeto inestético, a maior parte dos bócios são benignos e, em geral, não interferem com o funcionamento normal da glândula tiroide. No entanto, o aumento desta glândula pode levar à compressão dos órgãos vizinhos e afetar a deglutição (disfagia), a fala (disfonia) ou a respiração (dispneia).

O tratamento varia consoante a causa e a gravidade do bócio. O bócio pode permanecer pequeno, sem influenciar a secreção hormonal ou criar compressão. Neste caso, sugere-se um acompanhamento endocrinológico regular, incluindo palpação, ecografia e análises sanguíneas. O tratamento cirúrgico está indicado em caso de bócio muito desagradável ou incómodo no pescoço, que conduza a um hipertiroidismo. A operação consiste na remoção total ou parcial da glândula (tiroidectomia).

4.1.5- Hérnia diafragmática [22] :

As hérnias diafragmáticas são protrusões do conteúdo abdominal para o tórax através de um orifício na cúpula diafragmática. A compressão dos pulmões pode levar a hipertensão pulmonar persistente. O diagnóstico baseia-se no tórax.

4.2- Patologias vasculares :

4.2.1- Arteriopatias :

4.2.1.1- Definição [13] :

I . a arterite é uma lesão inflamatória de uma artéria, mas a arterite inflamatória é qualquer lesão de uma artéria.

4.2.1.2- Etiologias e factores de risco [23] :

A arteriopatia pode ter diferentes causas.

- As arteriopatias degenerativas estão ligadas à aterosclerose devida ao excesso de colesterol;
- A isquemia arterial aguda deve-se geralmente a uma trombose (coágulo de sangue);
- Aneurisma arterial ;
- Outras formas: doenças inflamatórias (doença de Horton, doença de Takayasu, doença de Buerger, traumatismos, compressões, doenças infecciosas, etc.).

4.2.1.3- Sintomas

4.2.1.3.1- A placa ateromatosa pode causar dilatação arterial ou lesões estenóticas. Uma estenose pode manifestar-se por um aumento da velocidade circulatória e uma diminuição da pressão a jusante da estenose durante o esforço, com aumento do fluxo.

4.2.1.3.2- Arteriopatias dos membros superiores [24]

Em comparação com as arteriopatias do membro inferior, as arteriopatias do membro superior são raras. Ocorrem frequentemente na doença de Horton.

4.2.1.3.3- Sintomas

São frequentemente assintomáticos, mas podem manifestar-se como síndrome de Raynaud ou isquémia digital permanente dolorosa, mais raramente como claudicação da EM ou da mão (por vezes, raramente típica).

As formas agudas manifestam-se por :

- Obliteração arterial aguda com ou sem isquemia sensitivo-motora;
- Síndrome isquémico agudo (dor, frio, calor e paresia acral).

4.2.1.4- Exames paraclínicos :

4.2.1.4.1- Ultrassonografia Doppler: exame não invasivo que permite um estudo morfológico e hemodinâmico da rede arterial. É o primeiro exame complementar solicitado pelo médico em caso de arteriopatia obliterativa dos membros inferiores. É o exame de eleição para o acompanhamento da revascularização (endovascular ou cirúrgica) ou para a deteção de lesões assintomáticas em certas categorias de doentes (nomeadamente os diabéticos).

4.2.1.4.2- Angioscanner: cada vez mais utilizado pelos cirurgiões vasculares, fornece excelentes informações sobre a árvore arterial desde a aorta até aos terços proximais das artérias das pernas. Requer a injeção de iodo. Permite estudar a parede arterial e visualizar as calcificações, que podem afetar a interpretação devido ao "efeito blooming".

4.2.1.4.3- Angiografia por Ressonância Magnética (ARM): muito eficaz na visualização das artérias dos membros inferiores. Este exame não requer a injeção de iodo e não há artefacto com o cálcio, pelo que é particularmente indicado para doentes diabéticos ou com insuficiência renal com lesões arteriais distais.

4.2.1.4.4- Arteriografia: invasiva e cada vez mais impraticável. O cirurgião vascular solicita este exame quando as informações obtidas pela angiografia por ressonância magnética ou pelo angioscanner não são suficientes. É geralmente efectuado no bloco operatório ou na sala de operações, em simultâneo com o procedimento terapêutico. A arteriografia permite um mapeamento muito preciso das lesões arteriais.

4.2.2- Fístulas arteriovenosas :

4.2.2.1- Definição [25] :

A **fístula arteriovenosa** (FAV) é uma **abordagem vascular** utilizada principalmente no tratamento da insuficiência renal e da hemodiálise.

4.2.2.2- Exame paraclínico [26] :

O ecodoppler é o exame paraclínico de eleição, permitindo resolver a maior parte dos problemas de criação e de disfunção. A avaliação ecodoppler tripartida - arterial, venosa e dos tecidos moles que envolvem esta rede - permite escolher o melhor local de criação e antecipar certos problemas evolutivos. A partir do momento em que a fístula arteriovenosa (FAV) é criada, a monitorização clínica e o ecodoppler - o único método não invasivo que permite medir o fluxo - devem detetar complicações e avaliar a maturação antes da primeira punção ou da necessidade de qualquer superficialização. Quando o desenvolvimento é aparentemente inadequado do ponto de vista clínico, com uma veia arterializada pouco visível ou palpável, ou com anomalias de palpação, a ecografia pode ser utilizada para distinguir entre um verdadeiro atraso e um pseudo-atraso de maturação, devido a uma espessura excessiva de tecidos moles acessíveis à superficialização ou à punção guiada por ecografia. O principal objetivo da monitorização é evitar a perda de acesso vascular devido a trombose, que na maioria dos casos é causada por estenose. O cálculo do caudal (Q), parte essencial da avaliação de uma FAV com ecodoppler, permite relacionar uma queda isolada do caudal com uma possível estenose ou excluí-la. O hiperfluxo, que se inicia acima dos 1500 ml/min, é muitas vezes ignorado, apesar de poder conduzir a uma descompensação cardíaca, hipertensão pulmonar, isquémia ou degenerescência aneurismática. Associada a estenoses intermédias ou proximais, gera ou aumenta a hiperpressão venosa. A isquémia distal, suspeitada com base em dados clínicos, é avaliada por ecodoppler, complementada por leituras digitais da pressão, que permitem um diagnóstico positivo (< 60 mmHg e índice dedo-braço < 0,4). Os problemas que surgem durante as sessões de diálise - dificuldade de canulação, aspiração de coágulos sanguíneos, fluxo insuficiente, dor local, hemorragia prolongada - levantam a suspeita de estenose: estes podem ser observados fora da clínica em mais de um terço dos casos, onde a ecografia evita uma fistulografia desnecessária.

4.2.3- Trombose venosa profunda [27] :

4.2.3.1- Definição :

A trombose venosa profunda resulta da formação de um coágulo de sangue numa veia de grande diâmetro das pernas, braços, abdómen, etc. A trombose venosa profunda é uma emergência médica devido às suas complicações potencialmente graves.

4.2.3.2- **Etiologia e factores de risco :**

Todas as pessoas que, por uma razão ou outra, sofrem uma redução significativa da sua mobilidade estão em risco de trombose venosa: doenças ou acidentes que resultam em imobilização ou paralisia, colocação de gesso, pessoas confinadas à cama durante vários dias sem se poderem levantar, etc.

Além disso, certas categorias de pessoas têm um risco mais elevado de trombose venosa:

- Pessoas com mais de 75 anos ;
- Pessoas que já tenham tido problemas de trombose ou varizes;
- Pessoas que sofrem de obësitë ;
- Mulheres a tomar restrogënes (pílula contraceptiva ou tratamento da menopausa);
- Pessoas que tiveram recentemente um enfarte do miocárdio ou um acidente vascular cerebral (AVC ou "ataque cerebral", especialmente se causar paralisia parcial);
- Pessoas que foram submetidas a cirurgia, particularmente cirurgia ortopédica (por exemplo, substituição da anca ou do joelho);
- Pessoas que sofrem de cancro (risco cinco vezes superior);
- Pessoas que sofrem de insuficiência cardíaca ou respiratória grave ;
- Mulheres grávidas, no final da gravidez e após o parto (risco cinco a dez vezes superior);
- Pessoas que têm um pacemaker ou um cateter venoso central (por exemplo, para administrar quimioterapia);
- Pessoas que sofrem de uma doença inflamatória crónica (lúpus, doença de Crohn, etc.) ou de sépsis (infeção generalizada);
- Pessoas que fumam.

4.2.3.3- **Sintomas :**

Uma flebite junto à pele provoca vermelhidão acima da veia afetada, que é quente, dolorosa e por vezes inchada. À palpação, sente-se um cordão duro no local onde a veia está bloqueada. A flebite de uma veia grande provoca **dores fortes na barriga da perna ou na coxa** e, por vezes, no braço. Podem sentir-se cãibras, dormência ou uma sensação de calor no membro afetado. Mas em metade dos casos, a trombose venosa profunda causa poucos sintomas, ou passa mesmo despercebida.

Nos casos em que o coágulo bloqueia gravemente a circulação sanguínea, o membro fica inchado e a pele fica tensa, brilhante e com uma tonalidade esbranquiçada ou azulada. Quando a trombose venosa profunda afecta a barriga da perna, a pessoa pode sentir uma dor aguda ao levantar o dedo do pé em direção ao joelho (conhecido como "sinal de Homans"). Também pode estar presente uma febre ligeira (38°C).

O aparecimento destes sintomas justifica uma consulta médica urgente. A zona dolorosa não deve, em caso algum, ser massajada, pois pode deslocar o coágulo da parede da veia.

4.2.3.4- **Exames paraclínicos** :

4.2.3.4.1- A ecografia **com ecodoppler** ou Doppler é um exame que examina as veias e as artérias e permite visualizar um eventual coágulo num vaso sanguíneo. Este exame utiliza ultra-sons e demora entre 15 e 30 minutos. Não requer anestesia local ou geral, nem a injeção de quaisquer produtos.

4.2.4- **Insuficiência venosa** [28] :

4.2.4.1- **Definição :**

A insuficiência venosa deve-se a uma má circulação do sangue para o coração.

4.2.4.2- Sintomatologia :

A insuficiência venosa é a causa de muitos sintomas, que se intensificam durante o dia e desaparecem depois de uma noite deitada.

A insuficiência venosa apresenta vários sintomas:

- Inchaço, sensação de peso na perna, formigueiro, comichão, dor, cãibras nocturnas, vermelhidão, sensação de impaciência na perna (necessidade irreprimível de mover a perna imediatamente).

Os sintomas da insuficiência venosa intensificam-se durante o dia:

- Atingem a sua intensidade máxima ao fim da tarde.
- Normalmente, de manhã, depois de uma noite deitada, desapareceram.
- Reaparecem gradualmente ao longo do dia, consoante o esforço físico.

4.2.4.3- Exame paraclínico :

Eco-doppler venoso: é o exame de referência para diagnosticar a qualidade e a quantidade de refluxo venoso e de obliteração venosa, bem como para determinar a sua localização (profunda ou superficial).

4.2.5- síndrome compartimental [29] :

A síndrome compartimental é causada por um aumento da pressão num compartimento aponeurótico inextensível, levando a isquemia muscular no compartimento. O primeiro sintoma é a dor, independentemente da extensão do traumatismo. O diagnóstico é clínico e é geralmente confirmado pela medição da pressão no compartimento muscular.

5- Tratamento

Tratamento das patologias torácicas e vasculares

5.1- Objetivo do tratamento :

- Correção de distúrbios anatómicos
- Rëtaыir hëmodinâmica correta
- Melhoria dos sintomas
- Prevenção e tratamento de complicações

5.2- Meios e métodos de tratamento

5.2.1- Tratamento médico

5.2.1.1- Medidas higiénicas e dietéticas

Repouso adaptado à fase clínica, uma dieta pobre em sal (2 a 4 gramas por 24 horas), uma dieta hipocalórica nos doentes obesos e a continuação do exercício físico regular, exceto em caso de contraindicação. E a prescrição de moléculas parenterais ou per-osteais adaptadas à patologia apresentada pelo doente.

5.2.2- Tratamento cirúrgico

5.2.2.1- Equipamento

5.2.2.1.1- Instalação [30] :

Decúbito: paciente deitado

- Dorsal: no dorso ;
- Lateral: do lado ;
- Ventral: no estômago.

-Proclive: a superfície está inclinada, de cabeça para cima.

-Trendelenburg: a superfície está inclinada de cabeça para baixo.

Os doentes podem também ser colocados na posição sentada, de pé, de litotomia ou

ginecológica.
As mesas de operações podem ser articuladas para permitir a angulação do corpo do doente ou de parte do corpo.

5.2.2.1.2- Abordagem

5.2.2.1.2.1- Cirurgia torácica [31] :

5.2.2.1.2.1.1- Toracotomia: Abertura do tórax através de um espaço intercostal, o paciente está em dëcubitus lateral mais ou menos prononcë dependendo se é postëro-latëral ou antero-lateral, o pulmão doente torna-se superior, o pulmão saudável inferior o braço inferior é colocado em uma calha acolchoada, perpendicular à mesa de operação.

5.2.2.1.2.1.1.1- Toracotomia póstero-lateral (PLT) e toracotomia lateral (LT): Esta é a abordagem mais comummente utilizada. Na maioria das vezes, passa através do 5° espaço intercostal, libertando os músculos intercostais e desbloqueando o 5° arco costal através da deslocação da escápula. Incisão dos grupos musculares: Trapézio - Latis dorsalis e Rhomboi'de - Latis dentele. Para o fechamento, reconstituição muscular, sutura dos tegumentos e fechamento da parede costal.

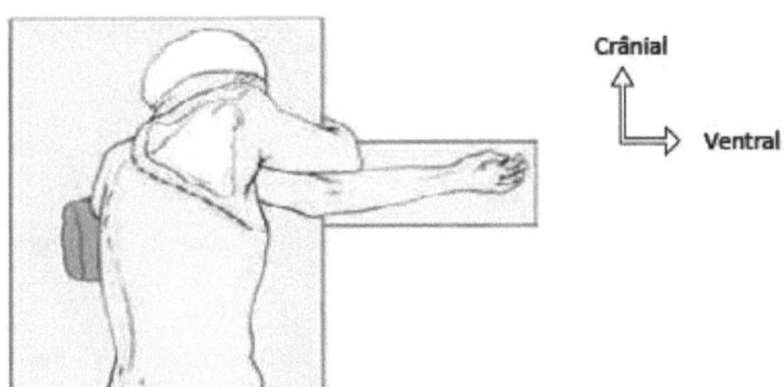

Figura 9: Toracotomia póstero-lateral (PLT).

Existem outras formas e técnicas de abordagem do tórax:

- Clanchell e hemi-clanchell
- Toracotomia anterior e antero-lateral;
- Bitoracotomia ;
- Toracoscopia direta ;
- Vídeo de toracoscopia cirúrgica ;
- Cirurgia torácica vídeo-assistida (VAST) ou mini-toracotomia vídeo-assistida;
- Assistência por vídeo em cirurgia convencional;
- Robótica.

A toracoscopia direta baseia-se nos princípios descritos por Jacobeus em 1910.
Utiliza um toracoscópio simples com uma luz fria que é introduzido no tórax através de um trocarte. O cirurgião tem uma visão direta da cavidade pleural através da lente do toracoscópio.

5.2.2.1.2.1.2- Abordagem de drenagem torácica [30] :

5.2.2.1.2.1.2.1- A via axilar :

A zona de punção é dëlimitëe pelo triângulo de sëcuritë. Este triângulo é definido, em arëre pela linha axilar póstero-inferior, inferiormente pelo nível do mamilo (5° espaço intercostal) e anteriormente pela borda póstero-inferior do peitoral maior. O ponto de inserção corresponde ao 4° espaço intercostal na linha axilar superior ou média. O principal risco é a drenagem demasiado baixa e a lesão da cúpula diafragmática, bem como dos órgãos intra-abdominais subjacentes. A via axilar é, teoricamente, a melhor forma de drenar um derrame pleural líquido.

5.2.2.1.2.1.2.2- O percurso anterior

Situa-se na linha médio-clavicular, ao nível do 2º espaço intercostal. Se a drenagem for demasiado interna, existe o risco de danificar a artéria mamária interna. Tem o inconveniente de pesar o músculo peitoral maior e o carácter muito inestético das cicatrizes geradas. É utilizada na drenagem de um hemotórax no doente politraumatizado e de um pneumotórax.

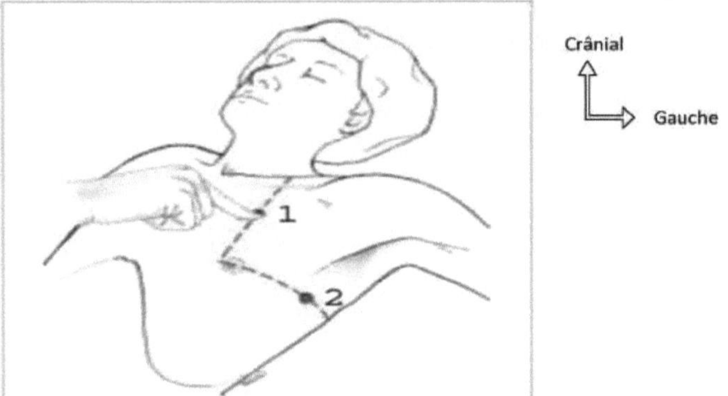

Figura 10: Abordagens de drenagem torácica (**1**. abordagem anterior, **2**. abordagem axilar). [32]

5.2.2.1.2.2- Cirurgia vascular

Artéria braquial :

Abordagem ao nível da prega do cotovelo :

A parte distal da artéria braquial e a origem das artérias radial e ulnar podem ser abordadas. O braço é abduzido a 90°, em rotação externa, com o antebraço estendido e supinado. A passagem da prega de flexão do cotovelo requer uma incisão em baioneta ou em forma de S alongado. As veias superficiais do M venoso devem ser preservadas, se possível, particularmente quando é utilizada uma abordagem para hemodiálise. Uma vez que a aponeurose superficial tenha sido coberta, a expansão aponeurótica do músculo bíceps braquial aparece, esticada obliquamente para baixo e medialmente. A pronação permite que esta expansão relaxe, o que facilita a sua secção. A artéria braquial aparece então, correndo entre dois cordões brancos: medialmente o nervo mediano, lateralmente o pulso permite o controlo da bifurcação braquial, após reclinar inferiormente e medialmente o músculo pronador redondo. A artéria radial aparece como um prolongamento da artéria branquial e os primeiros centímetros da artéria ulnar são visíveis antes de entrar sob o músculo pronador redondo e os músculos epitrocleares. Existem muito poucas fontes de erro nesta abordagem. A única dificuldade consiste em apreciar o centro da face anterior do cotovelo, bastando para isso corrigir a rotação interna do braço e evitar incisar no bordo lateral do músculo bicípite braquial.

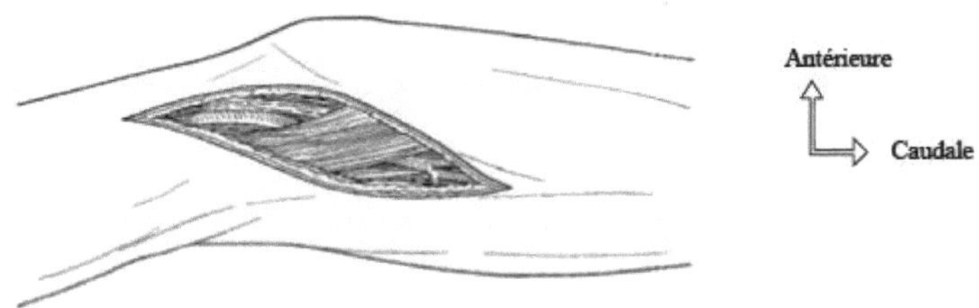

Figura 11: Abordagem da artéria braquial no cotovelo. A exposição aponeurótica do músculo bíceps braquial pré-cruza a artéria.

1.1.1.1.1.1.1.3- A ARTERIA RADIAL (radial) [33]: primeiro o seu limite externo: tendões do abdutor longo e do extensor curto do polegar. Depois o seu limite interno: tendão do extensor longo do polegar - na palma da mão: atravessa a extremidade superior do primeiro espaço intermetacárpico e entra no compartimento interósseo inserindo-se entre os dois fascículos do adutor do polegar. Incisão vertical anti-braquial centrada na veia radial, após reclinação do supinador longo. Abordagem da artéria radial entre os seus dois satélites.

1.1.1.1.1.1.1.4- ABORDAGEM CIRÚRGICA DA ARTERIA CUBITAL [33] : Extensão vertical da abordagem da bifurcação umeral, centrada na membrana interóssea.

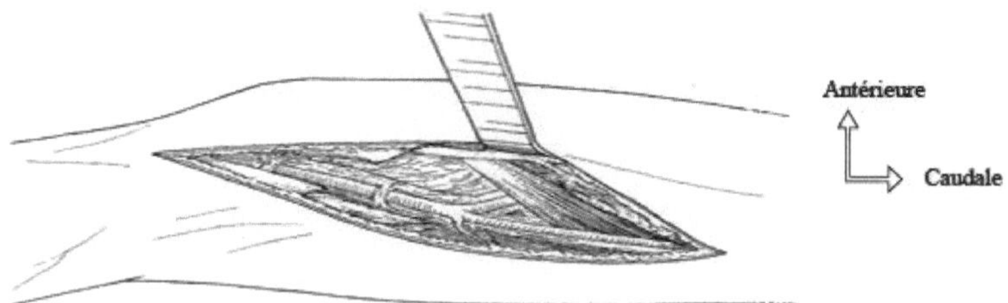

Figura 12: Uma expansão aponeurótica do bíceps transecta a artéria braquial ao longo de alguns centímetros, estendendo a incisão para baixo para controlar a artéria radial e os primeiros centímetros da artéria ulnar.

5.2.2.1.2.2.3- Aorta abdominal [34] :

Abordagens convencionais :

5.2.2.1.2.2.3.1- Vias transperitoneais

Laparotomia na linha média xifo-umbilical

O campo operatório inclui todo o abdómen e os dois triângulos de Scarpa. Um bloco transversal é colocado sob a ponta das omoplatas. O cirurgião posiciona-se à esquerda do doente, com os dois assistentes em frente. A incisão cutânea é uma laparotomia mediana xifo-subumbilical, partindo da ponta da apófise xifoide, contornando o umbigo à esquerda, e parando subumbilicalmente a uma distância variável da sínfise púbica, consoante o procedimento de revascularização e a morfologia do doente. Uma vez efectuada a laparotomia, são inseridos os retractores. Para esta abordagem, utilizamos um retractor auto-estático com válvulas amovíveis de diferentes profundidades. Utilizamos também duas válvulas auto-retrácteis que se apoiam nos bordos superior e inferior da laparotomia, para melhorar e estabilizar a exposição para cima e para baixo. Após a colocação dos afastadores, o primeiro passo é verificar se não existem lesões viscerais ou hepáticas. O cólon transverso e o seu mesocólon são dobrados para cima e cobertos com campos húmidos, e as pegas enxertadas protegidas por um campo são inclinadas para a direita.

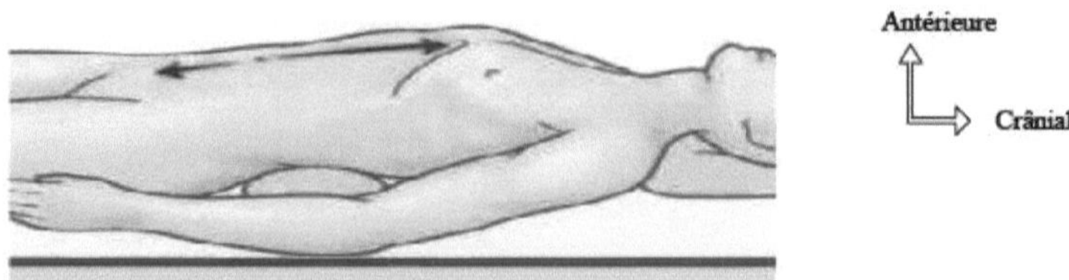

Figura 13: Abordagem de laparotomia xifopúbica mediana. O paciente é posicionado com um bloqueio transversal colocado na base do tórax.

5.2.2.1.2.2.3.1.1- Exposição da aorta abdominal

A aorta é abordada através da incisão do pCTitoneu panëlal post^teriormente de baixo para cima na linha mëdiana enquanto ascende em direção ao ângulo duodënojëjunal a tensão da primeira ansa jëjunal facilita a secção do ligamento de Treitz.

O duodeno é l'ëcΓтë à direita. A incisão da lâmina pré-sacral permite o controlo da bifurcação aórtica. Esta incisão é latëralisëe à direita, de modo a respeitar o plexo nervoso pré-sacral tanto quanto possível.

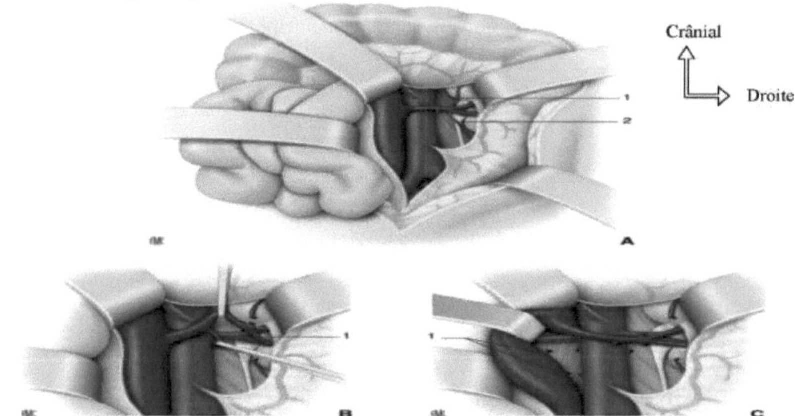

Figura 14: **A,B,C.** Abordagem da aorta subrenal.

5.2.2.1.2.2.4- Artérias dos membros inferiores [33] :

5.2.2.1.2.2.4.1- Abordagem do trígono femoral:

A preparação asséptica de todo o membro inferior tem a vantagem de permitir a flexão ou extensão do joelho a pedido. O campo operatório estende-se para cima sobre a região përi-umbilical, incorporando a pélvis, o púbis e o eixo fëmoral controlatëral. O cirurgião é posicionado no lado do membro intestinado, com o assistente do lado oposto. A mesa de instrumentos é colocada aos pés do paciente. A exposição da artéria fëmoral comum, da artéria fëmoral superficial proximal e do primeiro segmento da artéria fëmoral profunda, permite um excelente controlo do tripé fëmoral. A nossa preferência vai para a incisão mëdiana que bissecta o ângulo infëterno do trígono femoral, situado a meio caminho entre a crista ilíaca anterior e suprailíaca e o tubérculo púbico; conduz diretamente aos vasos femorais (). A incisão cutânea é tegereamente arciforme e eleva-se acima da prega da virilha. O tecido celular subcutâneo, mais ou menos espesso, é constituído por duas camadas: uma camada adiposa superficial e uma camada profunda rica em elementos vasculares (ramos arteriais pudendos e circunflexos, veia safena magna e seus ramos associados). Existem muitos gânglios linfáticos inguinais superficiais nesta região, pelo que a hemostase e a linfostase realizadas com o bisturi elétrico e/ou por ligaduras devem ser rigorosas. Esta é uma parte essencial da exposição: negligenciada, pode levar a uma linforréia pós-operatória excessivamente embaraçosa.

A bainha vascular é abordada através da abertura e incisão da aponeurose femoral, conduzindo diretamente ao feixe vásculo-nervoso, com o nervo femoral, a artéria femoral, a veia femoral e os gânglios linfáticos profundos, incluindo o gânglio linfático de Cloquet, localizado na parte mais interna do anel crural. A dissecção arterial é iniciada junto ao ligamento inguinal e realizada de cima para baixo para facilitar o controlo do segmento proximal da artéria femoral profunda. Os perigos desta abordagem são representados pelo nervo femoral ou seus ramos, e por elementos venosos que podem ser lesados durante o controlo da artéria femoral profunda.

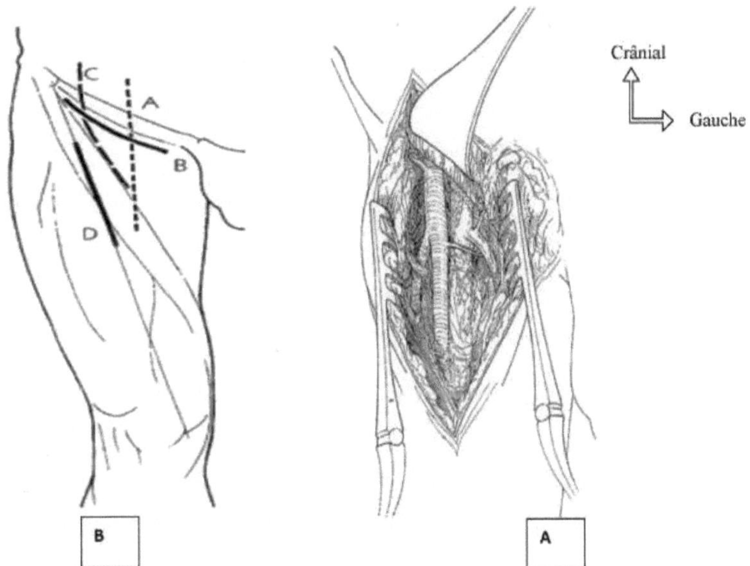

Figura 15: A. (A. abordagem vertical mediana, B. abordagem inguinal, C. abordagem externa, D. abordagem antero-lateral).

B. Deslocamento do celulogânglio durante a abordagem vertical ao tripé femoral.

5.2.2.1.2.2.4.2- Artéria poplítea [33] :

Mediação alargada:

A artéria poplítea média raramente é abordada internamente; a abordagem posterior proporciona melhor luz do dia sem rutura muscular. Combinada com as abordagens das artérias poplíteas superior e inferior, a abordagem medial da artéria poplítea média permite uma abordagem alargada da artéria poplítea, à custa de secções musculares significativas. A incisão cutânea e subcutânea combina o traço das incisões das vias alta e baixa descritas acima. A artéria poplítea média, que atravessa a incisura intercondilar, é coberta pelos tendões dos músculos dos pés de galinha, pelo músculo semimembranoso e depois pelo feixe medial do músculo gastrocnémio, que se insere no côndilo femoral medial. Tradicionalmente, estes músculos podem ser seccionados na sua porção tendinosa inferior, e as extremidades marcadas no fio podem ser reparadas no final da operação. Cinco a seis centímetros da artéria poplítea média podem ser totalmente expostos. As artérias colaterais devem ser respeitadas. Branchereau propõe uma técnica de exposição da artéria poplítea média que consiste em isolar os músculos dos pés de galinha e o músculo semimembranoso em lagos e cortar as fibras reflexas e recorrentes deste último. O bloco osteoperiosteal de inserção dos músculos sartório, semitendinoso, grácil e semimembranoso é reinserido através da rugina até à fenda tibial e seccionado. O feixe medial do músculo gastrocnémio é mobilizado ou seccionado para expor a artéria poplítea média. No final da operação, o bloco osteoperiosteal é reinserido com um agrafo do tipo Blount. A reparação destes tendões musculares, quer estejam cortados ou não, justifica a imobilização pós-operatória do joelho numa tala plana.

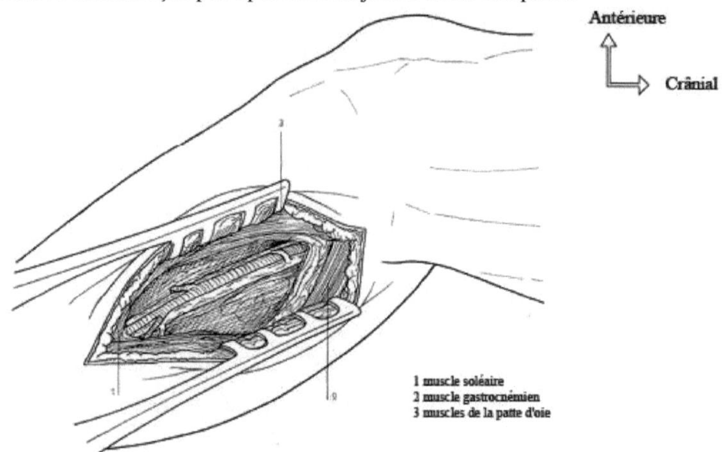

Figura 16: Exposição da artéria poplítea inferior através da abordagem medial (ou medial lateral).

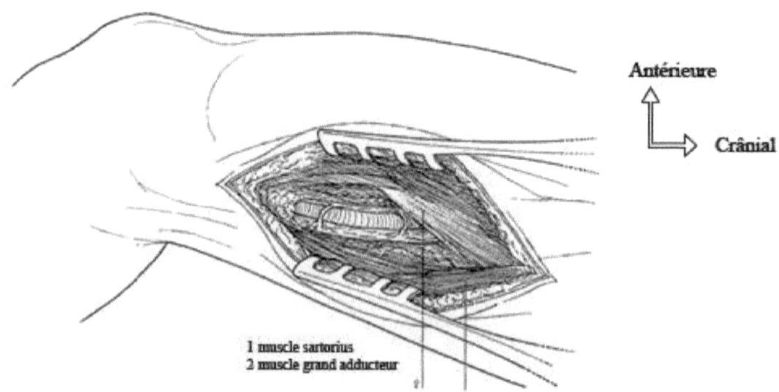

Figura 17: Abordagem medial (ou medial lateral) das veias da artéria poplítea superior [33] :

5.2.2.1.2.2.4.3- Veia safena longa :

O doente é colocado em posição supina, com a perna da mesa elevada 20 a 30 graus. O membro inferior repousa sobre a nádega e o calcanhar é ligeiramente abduzido e rodado externamente. O operador é posicionado medialmente e o assistente externamente. A mesa é inclinada 20 graus na direção do cirurgião. A junção safenofemoral é abordada através de uma incisão cutânea centrada num ponto situado dois centímetros fora e abaixo do tubérculo púbico (). A incisão tem um comprimento de três a cinco centímetros e a extremidade externa situa-se imediatamente a nível medial da artéria femoral, cujo pulso está localizado. A prega cutânea inguinal não deve ser cortada, nomeadamente nos doentes obesos. Preferimos utilizar uma incisão paralela acima da prega, especialmente nas mulheres. O tecido celular subcutâneo e a aponeurose superficial são incisados ao longo de um eixo transversal. Os dois retractores são então colocados perpendicularmente ao eixo da incisão. O EIV está localizado no interior dos elementos adiposos subjacentes. É fácil de identificar; não deve ser encontrado por dissecção transversal para evitar a lesão dos elementos linfáticos, mas por dissecção distal no eixo do membro. Isto implica a dissecção da VFC de cada lado da presumível junção safenofemoral. Em alguns casos, a artéria pudenda lateral superficial pode situar-se acima da porção terminal da junção safenofemoral, dificultando a dissecção. Em caso de dificuldade, pode ser necessário seccionar a artéria; é preferível descruzá-la, sobretudo nos homens. A abordagem do tronco da VSI é extremamente fácil em todo o seu trajeto. Após incisão da pele e do tecido celular subcutâneo, a VSI é facilmente identificada. A abordagem é facilitada pelo mapeamento ultrassonográfico per-operatório, particularmente recomendado em pacientes adiposos.

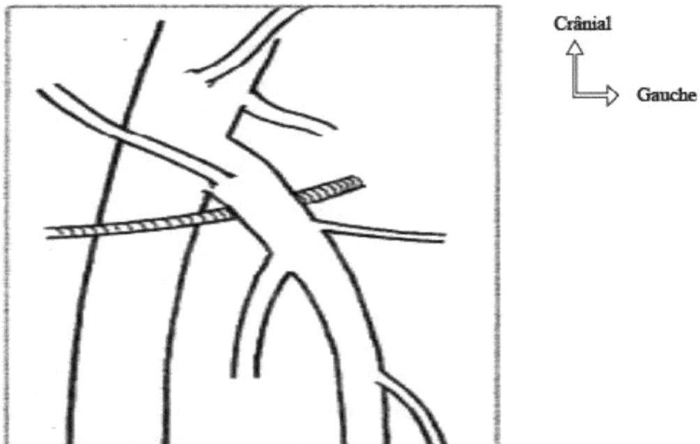

Figura 18: Junção safenofemoral mostrando o arco da VSI e suas tributárias, observando a junção com a artéria pudenda lateral superficial.

5.2.2.1.2.2.4.4- Veia safena longa [33] :

No caso de uma abordagem unilateral, o cirurgião é posicionado em decúbito lateral, com o membro opëre na posição superior e a mesa inclinada 30 graus em direção ao assistente. No caso de abordagem bilateral o cirurgião é instalado em decúbito ventral. Consideramos que o posicionamento supino do cirurgião só se justifica quando o mesmo doente tem eveinage interna e externa, ou quando a VSE termina na VSI ou VFS sem qualquer ligação com a fossa poplítea. Para abordar a terminação da VSE, o nível da incisão cutânea é determinado pela topografia da junção safenopoplítea identificada previamente por ecodoppler. A incisão cutânea é transversal, ligeiramente côncava na base, com quatro a seis centímetros de comprimento, e o seu ponto médio situa-se no trajeto ascendente do tronco da VSE previamente identificado. O tecido celular subcutâneo, frequentemente extenso nas mulheres, é cortado transversalmente até à aponeurose num raio de três a cinco centímetros (). Realiza-se uma aponevrotomia longitudinal de cinco centímetros sobre o tecido celulo-adiposo da fossa poplítea. A VES deve ser identificada, tendo em conta que é o elemento vascular e neural mais superficial da fossa poplítea, normalmente em contacto com a superfície profunda do bordo lateral da aponeurose previamente incisada. A veia de Giacomini pode ser um valioso fio de Ariadne. A dissecção proximal da VSE é então efectuada com uma tesoura e uma almofada elevada (); todas as colaterais podem ser atadas sucessivamente antes da secção. Pode encontrar-se um tronco comum entre a VSE e a veia gastrocnémia, que deve ser libertado até terminar na veia poplítea. A parede da VSE na sua terminação é geralmente muito fina e frágil e deve ser dissecada com cuidado. A extremidade da VSE não está necessariamente localizada na face posterior da veia poplítea. Pode ser posterolateral ou anterolateral, ou mais excecionalmente anterior. A veia poplítea é abordada na sua origem por uma incisão cutânea transversal curta de um centímetro, ao nível da fossa definida pelo bordo posterior do maléolo externo e do tendão do calcâneo. A veia encontra-se no tecido celular subcutâneo. É depressível, de consistência flexível e não deve ser confundida com o fascículo do nervo safeno externo, de cor marfim perolado, de consistência mais firme, que é 6troitamente acco lë. A abordagem da VSE no seu trajeto de perna é facilitada pela repëração prëopëratória ëchográfica. Os dois terços inferiores da incisão são subcuticulares e podem, portanto, ser facilmente abordados através de uma incisão mediana posterior de dois a três centímetros. No seu terço proximal, o RipoiK'vrose deve ser incisado; o VSE é facilmente encontrado em contacto com a superfície profunda deste último.

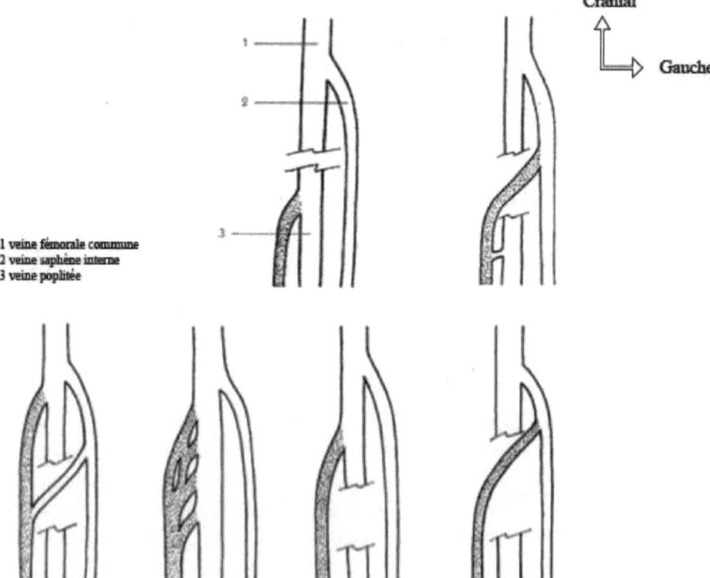

Figura 19: Modos de terminação do VSE, indicados a cinzento nos desenhos.

5.2.2.1.3- Indicações:

5.2.2.1.3.1- Patologias torácicas :

Derrame pleural :

- Tratamento da patologia que provoca o derrame pleural
- Drenagem de grandes massas pleurais.

A técnica de drenagem [35] :

a) Instalação do doente Em todos os casos, o doente é instalado em dorsal dëcubitus, com o braço homolatëral à lesão abduzido ou mesmo atrás da cabeça para expor a fossa axilar. O equipamento necessário deve ser colocado num tabuleiro esterilizado e, em particular, os trocartes, drenos, conectores e tubos devem ser verificados antes de iniciar a anestesia.

b) A assepsia A drenagem pleural é um procedimento invasivo que envolve a inserção de um dreno durante vários dias. A inserção asséptica é essencial para limitar o risco de infeção do local operatório e do empiema pleural.

c) L Eiuilgesia A drenagem torácica é um procedimento doloroso. No doente consciente e em ventilação espontânea, é administrado um anestésico local alguns minutos antes da inserção do dreno, associado a analgesia parentérica (paracetamol, nefopam, morfina). A eventualidade de um mal-estar vagal quando o dreno é inserido ou durante a reexpansão do pulmão deve ser antecipada.

d) Abordagens de drenagem Via axilar: A zona de punção é delimitada pelo triângulo de segurança. Este triângulo é definido na parte de trás pela linha axilar posterior, na parte de baixo pelo nível do mamilo (5º espaço intercostal) e na parte da frente pelo bordo posterior do músculo peitoral maior. O ponto de inserção corresponde ao 4º espaço intercostal na linha axilar anterior ou média. O principal risco é o de uma drenagem demasiado profunda, que poderia danificar a cúpula diafragmática e os órgãos intra-abdominais subjacentes. Teoricamente, esta é a melhor forma de drenar um derrame pleural.

A via anterior: está situada na linha médio-clavicular ao nível do 2º espaço intercostal. Se a drenagem foi demasiado interna, existe o risco de bloquear a artéria mamária interna. A desvantagem é que o músculo peitoral maior é danificado e as cicatrizes são muito inestéticas. É utilizada na drenagem de um hipotórax em doentes politraumatizados e ventilados.

e) Inserção do dreno Uma incisão de 2 cm do espaço intercostal é rëalisada ao nível da borda superior do lado interno. A parede é dissecada plano a plano usando a pinça de Kelly. A abertura do lábio parietal é rëalisada com uma pinça. A pleura pode ser explorada com um dedo para sentir o pulmão e verificar se há aderências. O dreno é introduzido no espaço pleural apicalmente para drenar um pneumotórax e posterobasalmente para drenar um hemotórax. A progressão do dreno para o espaço pleural é interrompida quando se detecta resistência. Uma vez no lugar, o dreno é ligado a um sistema de drenagem. A posição do sumidouro deve ser sempre verificada por uma radiografia de controlo.

Cinesiterapia respiratória [35]: É o outro aspeto essencial do tratamento do traumatismo torácico. O objetivo é melhorar a drenagem das secreções traqueobrônquicas e a função inspiratória, optimizando assim a hematose e reduzindo a incidência de atelectasias. A ventilação com pressão positiva é utilizada para o recrutamento alveolar. A descoberta de atelectasias ou a ocorrência de congestão brônquica significativa deve levar a considerar a drenagem postural (delicada no caso de fracturas de costelas) ou a broncoaspiração sob fibroscopia.

Pericardite [21] :

Tratamento médico :

Na maioria dos casos, os analgésicos e anti-inflamatórios são suficientes para reduzir a inflamação. Se, no entanto, houver uma grande acumulação de líquido, a situação pode tornar-se crítica para o doente. O cardiologista procede então à evacuação urgente do líquido, introduzindo um pequeno cateter na cavidade pericárdica. O pequeno dispositivo é colocado durante um período que varia entre algumas horas e alguns dias, até que a produção excessiva de líquido cesse. **Tratamento cirúrgico :**

O tratamento cirúrgico é o último recurso se a indicação for posëe.

Traumatismo torácico firme [22] :

Tratamento médico :

Os principais objectivos do tratamento médico são o restabelecimento de uma oxigenação correta e de um bom fluxo sanguíneo, o alívio da dor e a prevenção da superinfeção.

Reanimação:

Na maioria dos casos, os meios habituais de reanimação são l'oxyдënaйoп, enchimento vascular e transfusão de sangue. Estas medidas são geralmente suficientes.

Anestesia O tratamento da dor após um traumatismo torácico é a base dos cuidados médicos. Os analgésicos ligeiros (paracetamol) são utilizados por rotina. A morfina pode ser utilizada em bólus.

A profilaxia antibiótica visa prevenir a infeção das feridas cutâneas e dos locais de drenagem.

Instrumental significa Punção pleural essencialmente evacuadora que permite a descompressão antes da drenagem em derrames muito grandes.

Tratamento cirúrgico :

Tratamento cirúrgico Consentimento e informação do paciente É desejável explicar o procedimento e os seus riscos ao paciente. Em caso de emergência, esta informação é difförëe.

Drenagem pleural **[11, 26]** A drenagem torácica ou drenagem pleural é efectuada através da introdução de um dreno no espaço pleural para evacuar qualquer derrame hemorrágico ou gasoso. Isto restabelece uma pressão negativa na cavidade pleural para trazer a superfície do pulmão de volta para a parede torácica.

A drenagem pleural tem por objetivo esvaziar os derrames e manter o pulmão na parede; controlar a hemorragia através da medição do débito horário; evacuar o sangue e os coágulos para reduzir o risco de infeção secundária.

Bócios endotorácicos [22] :

Tratamento médico :

O tratamento varia consoante a causa e a gravidade do bócio. O bócio pode permanecer pequeno, sem influenciar a secreção hormonal ou criar compressão. Neste caso, sugere-se um acompanhamento endocrinológico regular, incluindo palpação, ecografia e análises sanguíneas.

Tratamento cirúrgico :

O tratamento cirúrgico é indicado para os bócios muito desagradáveis ou incómodos na zona do pescoço, que conduzem ao hipertiroidismo. A operação consiste na remoção total ou parcial da glândula (tiroidectomia).

Quando o bócio se estende pela traqueia e invade o tórax, é designado por bócio endotorácico (ou bócio mergulhante). É então proposto um tratamento cirúrgico, que implica geralmente uma incisão no pescoço (cervicotomia) ou, se necessário, uma abertura no esterno (esternotomia).

Hérnias diafragmáticas [22] :

O tratamento é a reparação cirúrgica.

5.2.2.1.3.2- Patologias vasculares :

Arteriopatias :

Tratamento médico

Arteriopatia ateromatosa dos membros inferiores:

Se não for tratada, esta doença, que é considerada grave, pode levar a **situações incapacitantes, incluindo a amputação [23]**. Também **reduz consideravelmente a esperança de vida**. É também **um sinal de alerta** que pode esconder um risco cardiovascular.

O tratamento baseia-se em **medidas relacionadas com o estilo de vida**, como deixar de fumar, perder peso, se necessário, praticar exercício físico diário e seguir uma dieta equilibrada.

A medicação é administrada. Inclui :

- **Um agente antiplaquetário** para diluir o sangue de modo a que não se formem coágulos na artéria;
- **Um inibidor da ECA** que protege as artérias dos efeitos do ateroma;
- **Uma estatina** para controlar o colestërol;

Arteriopatia dos membros superiores [14] :

O tratamento baseia-se na **corticoterapia.**

Tratamento cirúrgico

A cirurgia **só deve ser efectuada em situações de emergência.** Se falhar, ou se a situação for grave, deve ser efectuada **uma revascularização** (dilatação e/ou colocação de stent, cirurgia de bypass) ou uma amputação.

Fístulas arteriovenosas [25] :

A FVA é efectuada durante um procedimento cirúrgico que envolve a ligação de uma artéria e de uma veia no antebraço ou no braço. Isto permite aumentar significativamente o fluxo sanguíneo numa veia superficial, um pré-requisito para uma fácil punção e obtenção de uma quantidade suficiente de sangue para a **máquina de diálise**.

A principal vantagem da **fístula arteriovenosa** é o facto de poder ser utilizada durante vários anos e ter uma baixa taxa de infeção.

Onde é efectuada a fístula arteriovenosa? [25] :

De uma forma дёпёга1е, o **AVF** será p1acëe para o antebraço ou braço. O cirurgião vascular privilegiará **o braço não dominante** para não perturbar a rotina diária do doente. É proximal ou distal

- O braço esquerdo para os destros
- O braço direito para os canhotos

Trombose venosa profunda [27] :

Os tratamentos para a flebite têm como objetivo aliviar os sintomas e evitar a formação de novos coágulos. Pode ser necessário remover o coágulo ou injetar medicamentos para o dissolver. O médico pode também prescrever injecções de anticoagulantes ou medicação oral, bem como meias de compressão. Por vezes, em caso de recidiva numa veia superficial, o médico pode mandar retirar a veia afetada. A imobilização deve ser o mais breve possível e as actividades devem ser retomadas gradualmente.

As meias de compressão devem ser usadas durante pelo menos dois anos para a trombose venosa profunda proximal e 6 meses para a TVP distal.
É importante seguir os tratamentos medicamentosos e não medicamentosos prescritos pelo seu médico durante todo o período recomendado.
O suporte elástico é um elemento essencial na prevenção e no tratamento da trombose venosa. Consiste no uso de meias, meias até ao joelho, meias e collants que exercem pressão sobre a perna, o que, com o movimento, favorece a circulação do sangue nas veias e a sua subida em direção ao coração.
As meias de compressão (por vezes designadas **por meias varicosas**) dividem-se em três categorias, consoante a pressão que exercem sobre a perna, expressa em milímetros de mercúrio (mmHg):

- **As meias de categoria I** exercem uma pressão de 10 a 15 mm Hg. São mais indicadas para pessoas que permanecem de pé durante longos períodos, grávidas, viajantes de longo curso e pessoas que sofrem de insuficiência venosa;
- **As meias de "classe II"** exercem uma pressão de 15 a 20 mm Hg. São prescritas às pessoas que acabaram de ser submetidas a uma cirurgia venosa, às mulheres grávidas e aos viajantes com risco particular de trombose venosa, bem como às pessoas com varizes ou inchaço (redemas) das pernas;
- **As meias de "classe III"** exercem uma pressão de 20 a 36 mm Hg. Destinam-se a pessoas com antecedentes de trombose venosa e a pessoas que sofrem de varizes graves, inchaço grave das pernas ou síndroma pós-trombótico.

Existem meias de compressão mais fortes (30 a 40 mm Hg) que parecem particularmente úteis para prevenir a síndrome pós-trombótica.
As meias de compressão **são contra-indicadas** para os diabéticos que sofrem de perturbações graves dos pequenos vasos sanguíneos (microangiopatia), para as pessoas com doenças arteriais das pernas (arterite), para as pessoas com perda de sensibilidade nos pés e nas pernas (neuropatia) ou com insuficiência cardíaca não tratada.
Existem diferentes **tamanhos de** meias de compressão. O farmacêutico deve medir o tornozelo de manhã para determinar o tamanho correto da meia. A escolha entre meias, meias-calças ou collants depende da localização da trombose.

Insuficiência venosa :

Tratamento [28] :

- O suporte venoso, sob a forma de meias ou faixas elásticas enroladas à volta do membro, favorece o retorno venoso, alivia a sensação de peso nas pernas e reduz os redemoinhos. Está contraindicado em casos de arteriopatia grave dos membros.
- Tratamento farmacológico: de eficácia modesta, os "venotónicos" podem ser utilizados ocasionalmente, como complemento da terapia de compressão, sobretudo nos meses mais quentes, quando os sinais clínicos são mais significativos (e a terapia de compressão mais dolorosa).
- Escleroterapia: pode ser indicada para a insuficiência venosa superficial quando os troncos maiores (veias safenas) não estão gravemente afectados. É mais frequentemente proposta para fins estéticos.

Tratamento cirúrgico :

Tratamento de intervenção: através de cirurgia convencional (ou crioterapia) ou do método endo-laser, o objetivo é remover segmentos doentes de veias superficiais. Neste caso, o retorno venoso faz-se exclusivamente através das veias profundas. Por conseguinte, é essencial assegurar que estas veias estão patentes.

síndromes compartimentais [29] :

Tratamento médico :

O tratamento médico baseia-se numa antibioticoterapia probabilística antes e depois da cirurgia, antes da obtenção de um antibiograma e da introdução do antibiótico adequado, bem como em analgésicos e anticoagulantes de baixo peso molecular e na elevação do membro para favorecer o retorno venoso.

Tratamento cirúrgico :

O tratamento é a aponevrotomia.

4 METODOLOGIA

IV- Doentes e método

IV.1- Local e local de estudo :

Este trabalho foi realizado no departamento de cirurgia torácica e cardiovascular "Centro André FESTOC" no centro hospitalar Mëre- Enfant le "Luxembourg" em Bamako.

O centro hospitalar Mëre - Enfant "Luxembourg" em Bamako é um estabelecimento de saúde privado de segundo nível na pirâmide de saúde do Mali.

É o lar de uma população diversificada de todo o país e da sub-região da África Ocidental.

O centro André FESTOC é um dos principais centros de cirurgia torácica e cardiovascular do Mali.

A introdução de uma nova especialidade médica cria sempre o risco de delimitar o seu campo de atividade, uma vez que é sempre feita através do desmembramento de uma especialidade pré-existente. A unidade de cirurgia torácica e vascular acolheu os doentes destas especialidades durante um período longo e progressivo. Assumiu actividades anteriormente exercidas em otorrinolaringologia, cirurgia geral, traumatologia ortopédica, cancerologia, pneumologia e cardiologia.

Com o aumento gradual do número de doentes tratados ao longo dos anos, registou-se uma clara melhoria. Atualmente, o campo da cirurgia torácica engloba principalmente a cirurgia pleuropulmonar, parietal e mediastínica. As zonas de fronteira continuam a ser disputadas entre esta e a ORL, por um lado, e a cirurgia visceral, por outro. A cirurgia vascular tem menos conflitos, mas a gestão do pé diabético continua a ser partilhada entre esta e os ortopedistas, o que dificulta uma atitude unificada em relação aos doentes. O mesmo se aplica aos traumatismos vasculares. O Serviço de Cirurgia Cardiovascular Torácica não existia no Hospital Universitário do ME até agosto de 2018, pelo que a atividade era irregular e os doentes eram operados em serviços diferentes e distantes, onde as infra-estruturas e o pessoal necessários nem sempre estavam optimizados.

O pessoal de enfermagem teve de ser formado várias vezes para se habituar a este tipo de doentes. Foi necessário ensinar-lhes como monitorizar a drenagem torácica, como utilizar os anticoagulantes de forma sensata e as indicações para as patologias torácicas e vasculares. É urgente investir para garantir as condições mínimas para que este tipo de cirurgia continue a desenvolver-se.

A cirurgia torácica e vascular requer pessoal médico e paramédico especializado, bem como instalações de consulta, cirúrgicas e hospitalares adaptadas a estas especialidades.

O centro Andre FESTOC inclui :

- Duas salas de operações, uma dedicada à cirurgia cardíaca e a outra à cirurgia torácica e vascular;
- Uma unidade de cuidados intensivos com 6 camas, incluindo um quarto de isolamento;
- Uma sala de descontaminação e esterilização;
- Uma sala de farmácia ;
- Uma sala de serviço para o pessoal e um refeitório;
- Dois balneários para homens e mulheres;
- Dois gabinetes de consulta de cirurgia;
- Uma unidade de anestesia e de cuidados intensivos;
- Uma unidade de internamento de adultos e de pediatria;

- Uma oficina biomédica;
- Uma sala de armazenamento de consumíveis;
- Um quarto de vestir (ambulatório) ;
- Uma sala de arquivo ;
- Uma sala de pessoal.

4.1.1- O pessoal inclui :

- Dois cirurgiões torácicos e cardiovasculares, todos mestres em investigação;
- Quatro anestesistas, incluindo 2 professores seniores;
- Quatro cardiologistas, um dos quais de nível magisterial, um professor e um investigador;
- Três perfusionistas, incluindo 2 perfusionistas autónomos;
- Estão em rotação cinco estudantes de doutoramento que trabalham como internos e estudantes especializados em cardiologia, cirurgia torácica e cardiovascular, anestesia e cuidados intensivos;
- Pessoal paramédico (bloco operatório, cuidados intensivos, hospitalização, consulta, sala de tratamento) e pessoal de apoio;
- Seis agentes de manutenção de serviço ;

4.1.2- Como funciona o serviço :

As actividades hospitalares ocupam uma grande parte do tempo deste pessoal médico e paramédico. Isto não significa que a função académica seja demasiado afetada, uma vez que o volume de trabalho do departamento está claramente definido.

- Admissões hospitalares ;
- Consultas externas (pacientes novos e antigos)
- Tratamento médico e cirúrgico ;
- Formação para estudantes de medicina e paramédicos

4.1.3- Admissões hospitalares :

Tipos de doentes a hospitalizar :

- Urgências: trata-se de doentes provenientes de outros serviços (cardiologia, ortopedia, traumatologia, medicina, pediatria, pneumologia, oncologia, nefrologia, etc.) que se inscrevem na nossa especialidade, doentes atendidos em regime ambulatório e cujo caso requer hospitalização.
- Casos não urgentes: trata-se de casos hospitalizados por marcação.

Assim, o internamento é efectuado a qualquer momento para o primeiro grupo e apenas na véspera da operação para o segundo grupo.

4.1.4- Consultas :

Estão disponíveis de segunda a sexta-feira, das 08:00 às 16:00, para idosos e emergências, 7 dias por semana.

4.1.5- Tratamento médico e cirúrgico:

4.1.5.1- Tratamento médico :

É utilizada em associação com o tratamento cirúrgico ou, melhor ainda, como enquadramento para o tratamento de manifestações clínicas que requerem intervenção cirúrgica.

Como podemos ver, o serviço faz parte de um complexo. O seu funcionamento é coordenado, mas está sobretudo subordinado ao complexo, tanto em termos qualitativos como quantitativos.

No entanto, é de salientar que, em alguns casos, os procedimentos diagnósticos e terapêuticos

são complementares com os de outros serviços do **CHU-ME.**
A colaboração estreita entre estes grupos é essencial para que estas disciplinas complementares sejam mais eficientes e eficazes.

4.1.5.2- Tratamento cirúrgico :

Trata-se de afecções relacionadas com a cirurgia das patologias torácicas e das patologias vasculares.

IV.2- Tipo de estudo :

Trata-se de um estudo retrospetivo e descritivo efectuado no Centro André FESTOC do Hospital Universitário "Luxembourg" de Bamako (CHUME-B). O estudo incidiu sobre os registos dos pacientes que foram tratados por patologia torácica e/ou vascular no departamento durante o período de estudo.

IV.3- Período de estudo :

[er]O estudo foi dëroulëe durante um përiode de cinco (5) anos, de 1 de janeiro de 2018 a 31 de dëcembre de 2022.

IV.4- População do estudo :

Este estudo diz respeito a todos os pacientes tratados por patologia torácica ou vascular operados ou não no centro Andre FESTOC do centro hospitalar universitário Mëre- enfant le "Luxembourg" em Bamako (CHUME-B).

IV.5- Critérios de inclusão :

O estudo incluiu :

- Todos os doentes referenciados ou consultados para patologia torácica e vascular;
- Pacientes operados e não operados;
- Qualquer doente cujo processo estivesse completo;

IV.6- Critérios de não-inclusão :

Não incluído neste estudo:

- Doentes tratados por patologia cardíaca pura ;
- Pacientes cujos processos estavam incompletos;
- Doentes tratados noutro local fora do centro Andre Festoc

IV.7- Suporte de dados :

Os dados foram recolhidos a partir dos registos das consultas dos doentes, dos internamentos hospitalares e dos relatórios operatórios. Estes dados foram compilados num questionário elaborado por nós, corrigido pelo codiretor e validado pelo diretor da tese. Incluía dados relativos a parâmetros sociodemográficos, à clínica, ao tratamento terapêutico, etc.

IV.8- Captura e análise de dados :

Os dados foram recolhidos e introduzidos utilizando o Microsoft World e o Excel 2016. O processamento e análise de dados foram realizados com o software estatístico SPSS versão 25, $P < 0,05$ é significativo.

IV.9- Considerações éticas :

Obtivemos o consentimento dos pacientes e a confidencialidade foi respeitada.

IV.10- Gráfico de Gantt

Digrama de Garret						
Períodos	**Anos Universitários 2022- 2023**					
Actividades	**junho de 2022- julho de 2022**	**julho de 2022 - agosto de 2022**	**agosto de 2022 - setembro de**	**outubro de 2022 -março de**	**abril de 2023 -maio de**	**maio de 2023 junho de**

			2022	20223	2023	2023
Revisão da literatura	X					
Elaboração do questionário		X				
Máscara para introdução de dados			X			
Investigação de ficheiros				XXXXXX		
Recolha, tratamento e análise de dados					X	
Redação da tese						X

5 RESULTADOS

V- Resultados

V.1- Frequência global :

Ao longo de 5 anos, o serviço de cirurgia torácica e vascular registou 1720 consultas, das quais 581 pacientes com patologia torácica e 1139 pacientes com patologia vascular. Foram efectuadas 792 intervenções cirúrgicas, das quais 402 torácicas e 390 vasculares.

As patologias torácicas representaram 33,78% das consultas e as patologias vasculares 66,22%. A atividade cirúrgica do serviço aumentou 46,04%. As patologias torácicas representam 50,75% das intervenções cirúrgicas e 49,25% da cirurgia vascular.

V.2- Aspectos epidemiológicos :

V.2.1- Repartição por revolução do número total de doentes por ano

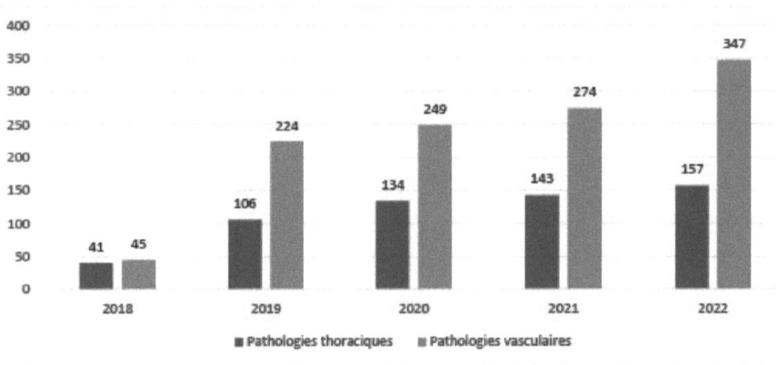

Doenças torácicas ■ Doenças vasculares

Figura 20: Distribuição global dos doentes de acordo com a evolução dos cuidados por ano.

O número de doentes tratados tem aumentado gradualmente ao longo dos anos para atingir 157 doentes de patologia torácica e 347 doentes de patologia vascular em 2022.

V.2.2- Distribuição de acordo com a idade global dos doentes :

Tabela I: Distribuição etária dos doentes.

Idade (anos)	Força de trabalho	Percentagens (%)
0-15	75	4,40
16 - 30	194	11,30
31 - 45	334	19,4
46 - 60	496	28,90
61 - 75	448	26
>76	173	10
Total	**1720**	**100,00**

A idade média global dos doentes era de 51,34 anos, com um desvio padrão de 19,51 e [2 meses e 123 anos].

V.2.3- Distribuição dos doentes por género :

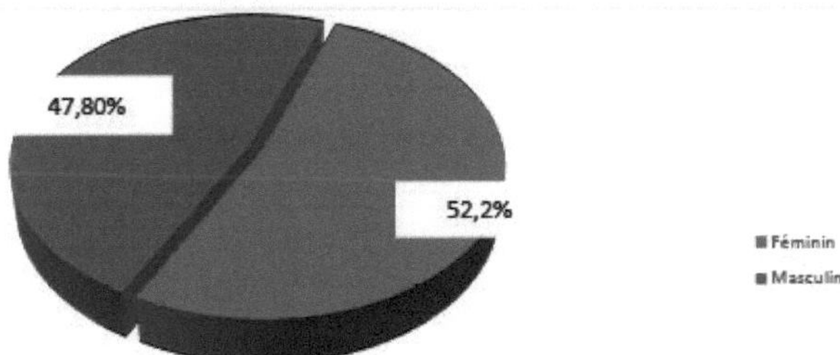

Figura 21: Distribuição geral dos doentes por género.

O rácio geral entre os sexos foi de 0,91.

5.2.3 Repartição por origem global dos doentes :

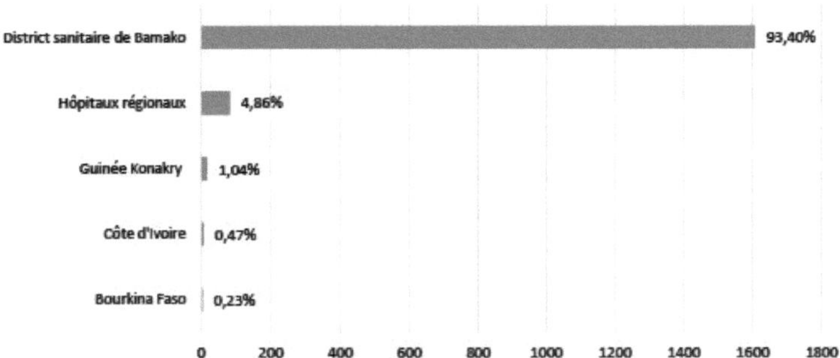

Figura 22: Distribuição global dos doentes de acordo com a sua origem.

A maioria dos doentes (93,40%) provinha do distrito de Bamako.

5.2.4 Repartição dos doentes por profissão principal :

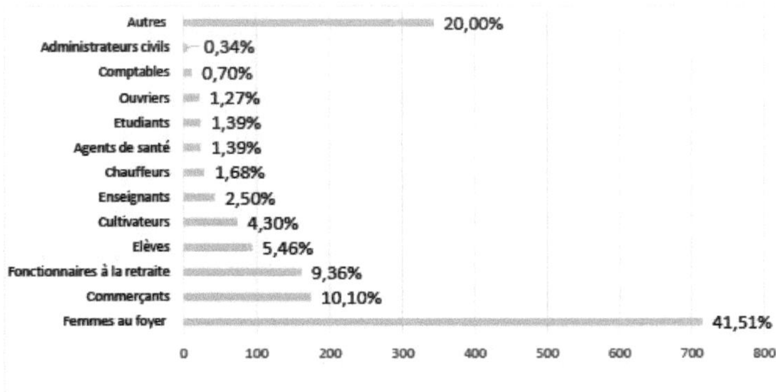

Figura 23: Distribuição geral dos doentes de acordo com as suas principais actividades profissionais.

As donas de casa foram as mais representadas com 41,51%.

5.3 Repartição por grupo nosológico :

Os afectos tratados foram ële divididos em 2 grupos:

Patologias torácicas e vasculares.

5.3.1- Patologias torácicas :

Um total de 581 pacientes, ou 33,78% das consultas, foram analisados de acordo com a idade, sexo, diagnóstico, tratamento e resultados imediatos.

5.3.1.1- Distribuição etária dos doentes de cirurgia torácica :

Tabela II: Rëpartição dos pacientes por idade em cirurgia torácica.

Idade (anos)	Força de trabalho	Percentagens (%)
0 - 15	52	9
16 - 30	94	16,17
31-45	123	21,03
46- 60	167	29
61-75	118	20,30
>76	27	4,50
Total	**581**	**100,00**

A idade média dos pacientes de cirurgia torácica ë foi de 44,65 anos com um desvio padrão de 20,26 e [de 2 meses a 94 anos].

5.3.1.2- Distribuição por género dos doentes de cirurgia torácica :

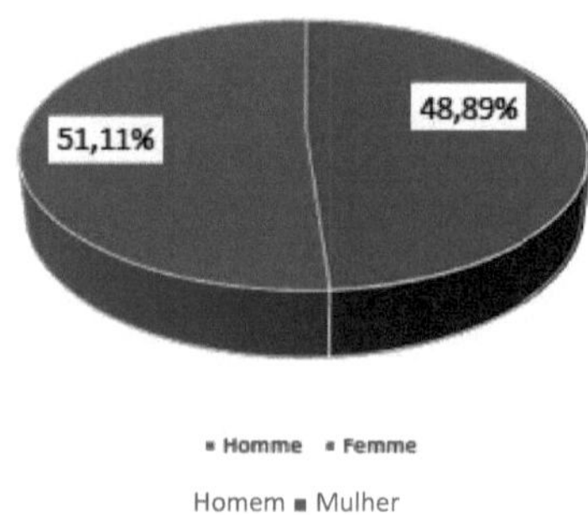

Homem ■ Mulher

Figura 24: Rëpartição dos doentes com patologia torácica por género.

A razão de sexo ël៣1: de 0,95 em patologia torácica.

5.3.1.3- Repartição por atividade profissional principal em cirurgia torácica :

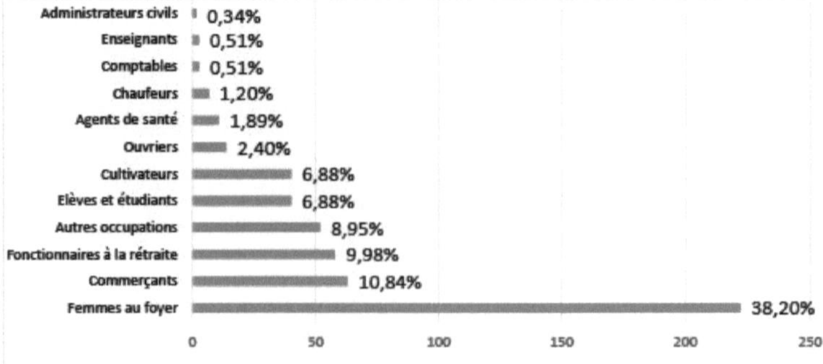

Figura 25: Rëpartição dos pacientes de acordo com a ocupação principal na cirurgia torácica. As donas de casa representaram a maioria dos doentes, com 38,20% na patologia torácica.

5.3.1.4- Repartição dos doentes com patologia torácica por origem:

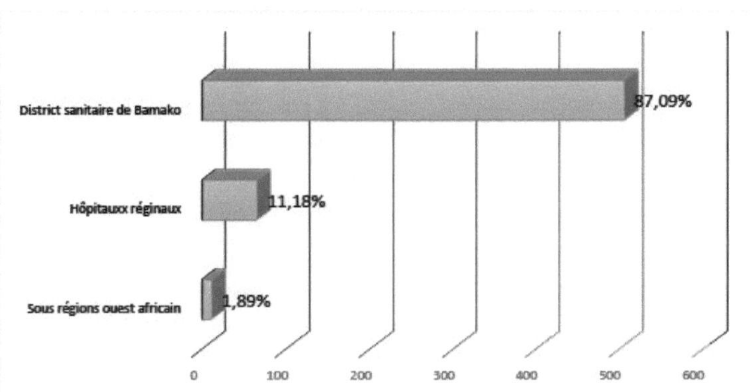

Figura 26: Distribuição dos doentes por origem da patologia torácica.

87,09% dos doentes de patologia torácica eram provenientes do distrito de Bamako.

5.3.1.5- Repartição por tipo de patologia torácica :

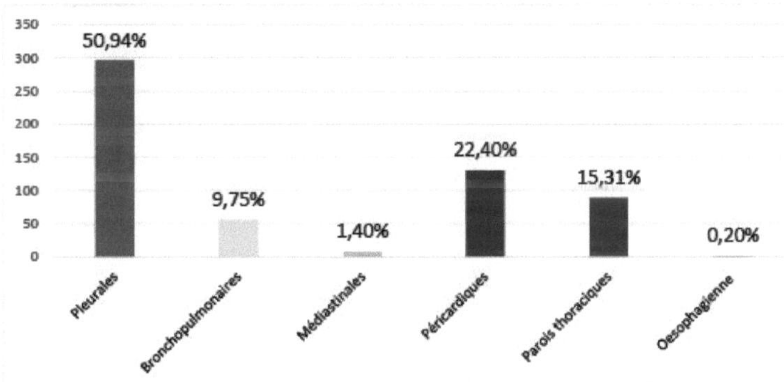

Figura 27: Distribuição dos doentes segundo o tipo de patologia torácica.

5.3.1.6-

As patologias pleural, do përicárdio e da parede torácica foram as principais patologias observadas, com 50,94%, 22,40% e 15,31% de patologia torácica, respetivamente.

5.3.1.7- Repartição por tipo de patologia pleural :

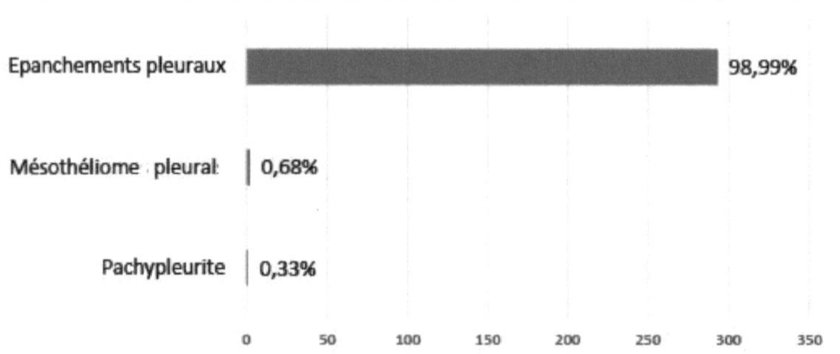

Figura 28: Distribuição dos doentes por tipo de patologia pleural.

As efusões pleurais representaram 98,99% das patologias pleurais.

5.3.1.8- Distribuição por tipo de derrame pleural :

Tabela III: Rëpartição dos pacientes de acordo com o tipo de derrame pleural.

Tipo	Força de trabalho	Percentagem (%)
Pleuresie	160	81,63
Pneumotórax	28	14,28
Derrame misto	8	4,09
Total	**196**	**100,00**

Os derrames pleurais representaram 81,63% de todos os derrames pleurais.

5.3.1.9- Repartição por tipo de patologia broncopulmonar :

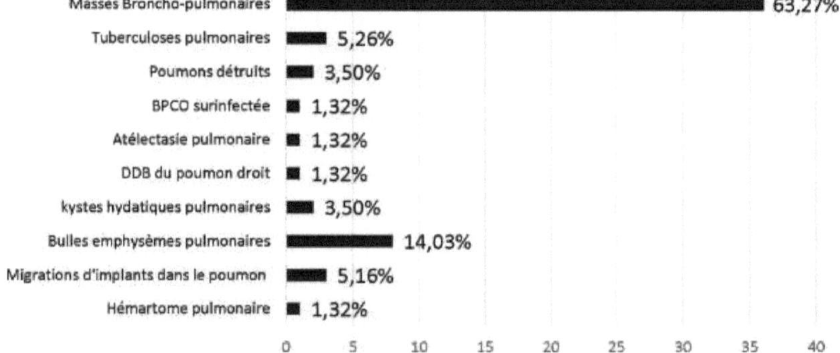

Figura 29: Repartição dos doentes por tipo de doença broncopulmonar.

As massas broncopulmonares malignas representaram 63,27%.

5.3.1.10- Dependendo da localização da massa broncopulmonar no tórax:

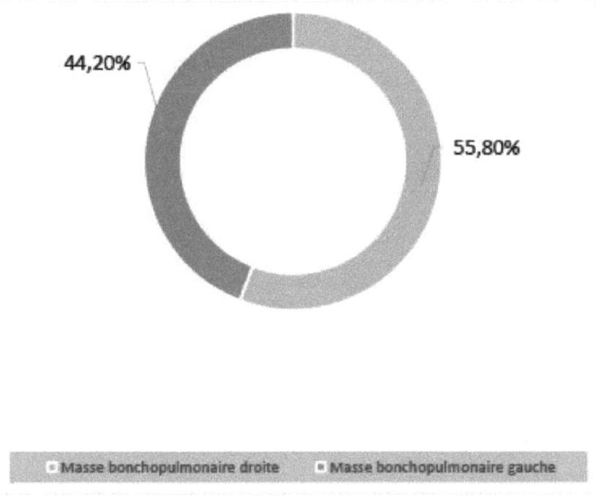

[Massa óssea pulmonar direita "Massa óssea pulmonar esquerda

Figura 30: Distribuição dos pacientes de acordo com a localização da massa broncopleural.

Em mais de metade dos doentes (55,80%), a massa broncopulmonar localizava-se à direita.

5.3.1.11- Distribuição de acordo com as patologias do mediastino:

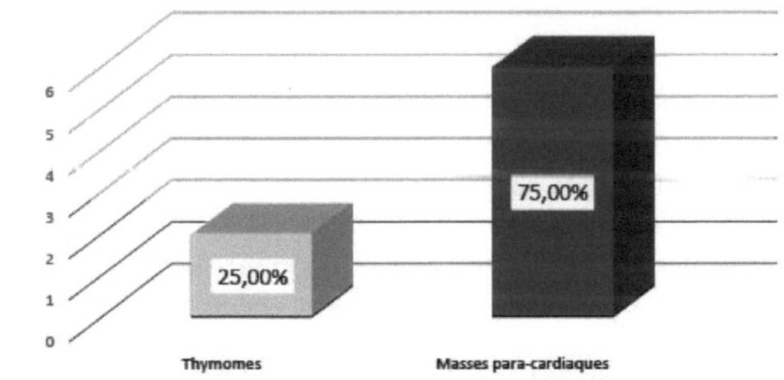

Figura 31: Distribuição dos pacientes de acordo com a patologia mediastinal.

Na maioria dos casos, tratava-se de uma massa paracardíaca (75,00% dos casos).

5.3.1.12- Distribuição de acordo com o tipo de derrame pericárdico :

Tabela IV: Rëpartição dos doentes de acordo com o tipo de embolia përicárdica.

Tipo de efusão	Trabalhadores	Percentagem (%)
Derrame përicárdico agudo	97	74,61
Derrame pleuropëricárdico	23	17,69
Derrame përicárdico construtivo crónico	10	7,70
Total	**130**	**100,00**

Os ataques cardíacos agudos representaram 74,61%.

5.3.1.13- Distribuição de acordo com as patologias da parede torácica :

Tabela V: Rëpartição dos pacientes de acordo com as patologias da parede torácica.

Patologias da parede torácica	Força de trabalho	Percentagem (%)
Abcës pariëtal	1	1,75
Reação torácica aditiva	1	1,75
Mama supranumerária	1	1,75
Calo pós-fratura da clavícula direita	1	1,75
Dor parietal	1	1,75
Neuroma paravertebral torácico	1	1,75
Cancro da mama	4	7,01
Pesos parietais	12	21,05
Traumatismo do tórax	35	61,44
Total	**57**	**100,00**

Os traumatismos do tórax foram responsáveis por 61,44% dos casos, seguidos de massa parietal em 21,05% dos casos.

5.3.1.14- Repartição por mecanismo de traumatismo torácico :

Tabela VI: Rëpartição dos pacientes por tipo de trauma torácico.

Tipo de traumatismo	Trabalhadores	Percentagem (%)
Acidente vascular cerebral traumático	32	91,42
Traumatismo balístico	2	5,71
Traumatismo por força bruta	1	2,85
Total	**35**	**100,00**

91,42% das lesões torácicas fechadas foram secundárias a um acidente de viação.

5.3.1.15- Distribuição de acordo com a patologia esofágica :

- Apenas um doente foi tratado de cancro do l'resófago.

5.3.1.16- Distribuição de acordo com outras patologias torácicas tratadas :

Tabela VII: Rëpartição dos pacientes de acordo com outras patologias.

Outras patologias	Força de trabalho	Percentagem (%)
Dëformações do tórax	4	12,12
Abortos hepáticos	3	9,10
Bócios endotorácicos	14	42,42
Dor no peito	1	3,03
Hérnias diafragmáticas	11	33,33
Total	**33**	**100,00**

As patologias mais frequentes nas fronteiras torácicas ëtaient bócio endotorácico (42,42%) seguido de hérnias diafragmáticas (33,33%).

5.3.2- Patologias vasculares :

Com 1139 pacientes consultados, as patologias vasculares representam uma parte significativa das actividades do serviço. O número de pacientes registou um forte aumento nos últimos três anos.

5.3.2.1- Distribuição etária dos doentes de cirurgia vascular :

Tabela *VIII*: Distribuição etária dos doentes submetidos a cirurgia vascular.

Idade (anos)	Força de trabalho	Percentagens (%)
0 - 15	23	**2,01**
16 - 30	100	**8,77**
31 - 45	211	**18,30**
46 - 60	329	**29,14**
61 - 75	330	**28,97**
>76	146	**12,81**
Total	**1139**	**100,00**

A idade média dos doentes com patologia vascular foi de 54,60 anos, com um desvio padrão de 18,24 e extremos de 3 e 123 anos.

5.3.2.2- Distribuição por género dos doentes de cirurgia vascular :

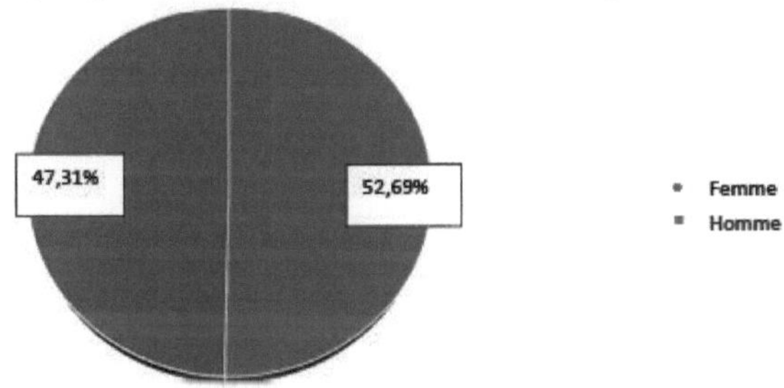

Figura 32: Distribuição por género dos doentes de cirurgia vascular.

O rácio entre os sexos dos doentes de cirurgia vascular foi de 0,89.

5.3.2.3- Repartição por profissão principal dos doentes de cirurgia vascular :

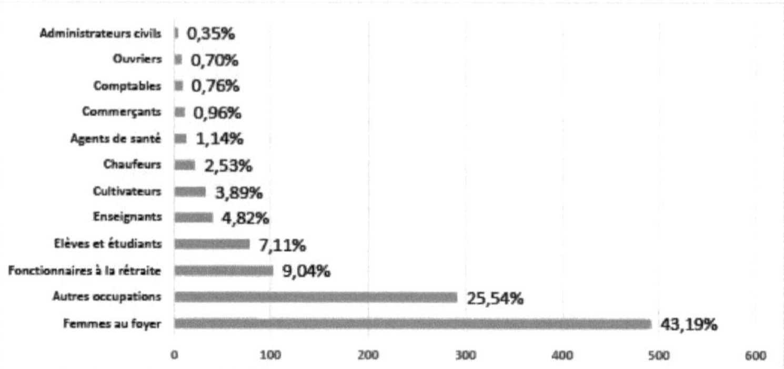

Figura 33: Rëpartição dos doentes por ocupação principal em cirurgia vascular.

As donas de casa dominaram a amostra de cirurgia vascular com 43,19% dos casos.

5.3.2.4- Repartição por origem dos doentes com patologia vascular.

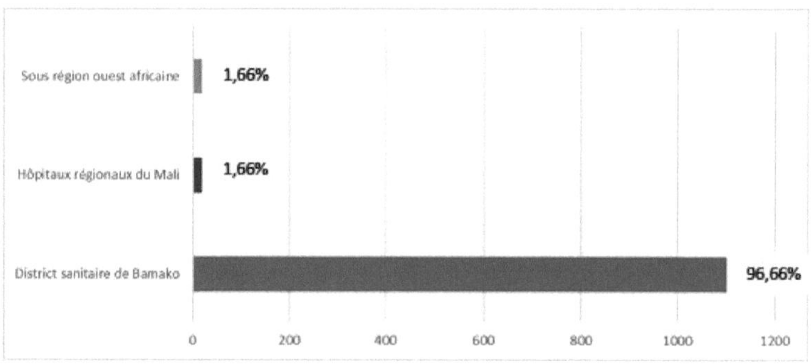

Figura 34: Rëpartição dos doentes por origem da cirurgia vascular.

A maioria dos doentes provinha do distrito de Bamako, representando 96,66% dos casos.

5.3.2.5- Repartição por tipo de patologia vascular :

Patologias associadas a patologias vasculares

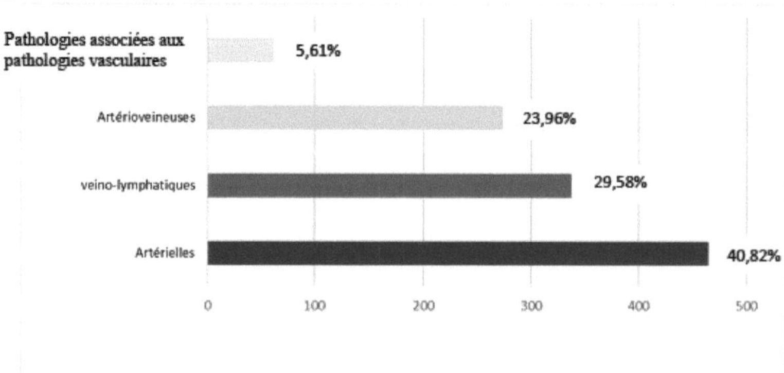

Figura 35: Distribuição dos doentes por tipo de patologia vascular.

As patologias arteriais representaram 40,82% dos casos.

5.3.2.6- Distribuição de acordo com a localização da doença arterial :

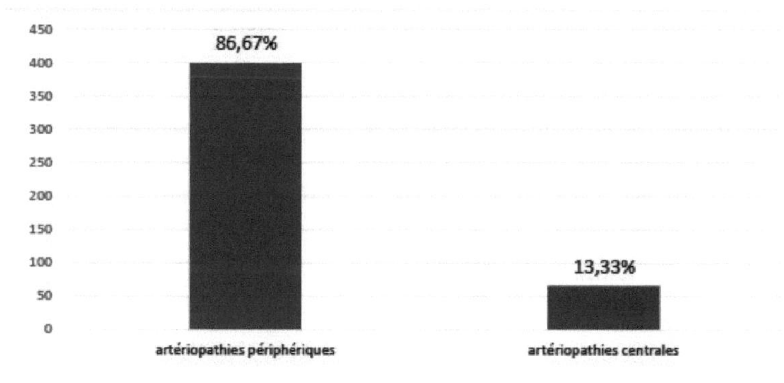

Figura 36: Distribuição dos doentes por localização da doença arterial

86,67% das arteriopatias tinham uma localização periférica na patologia vascular.

Tabela IX: Distribuição dos pacientes de acordo com o tipo de arteriopatia përiphërica.

Tipo de arteriopatia	Força	Percentagem (%)
Arteriopatia dos membros	366	90,81
Estenose da artéria carótida	26	6,46
Trombose arterial	11	2,73
Total	**403**	**100,00**

A aiteriopatia dos membros estava presente em 90,81% dos casos.

5.3.2.6- Distribuição de acordo com a localização da patologia aneurismática:

Tabela X: Rëpartição dos pacientes de acordo com a localização do aneurisma da aorta.

Localização	Pessoal	Percentagem (%)
Aorta abdominal	16	38,10
Aorta toracoabdominal	15	35,71
Aorta torácica	8	19,04
Arco aórtico	3	7,15
Total	**42**	**100,00**

O aneurisma localizava-se na aorta abdominal em 38,10% dos casos, seguido de uma localização toraco-abdominal em 35,71% dos casos.

Tabela XI: Distribuição dos pacientes de acordo com a localização arterial periférica do aneurisma.

Localização periférica	Pessoal	Percentagem (%)
Artéria subclávia direita	2	33,32
Artéria vertebral esquerda	1	16,67
Artéria femoral superficial esquerda	1	16,67
Artéria femoral profunda	1	16,67

Mega TABC1	16,67
Total6	**100,00**

O aneurisma da artéria subclávia direita foi a localização periférica mais frequente com 33,32%.

5.3.2.7- Distribuição de acordo com o tipo de dissecção arterial :

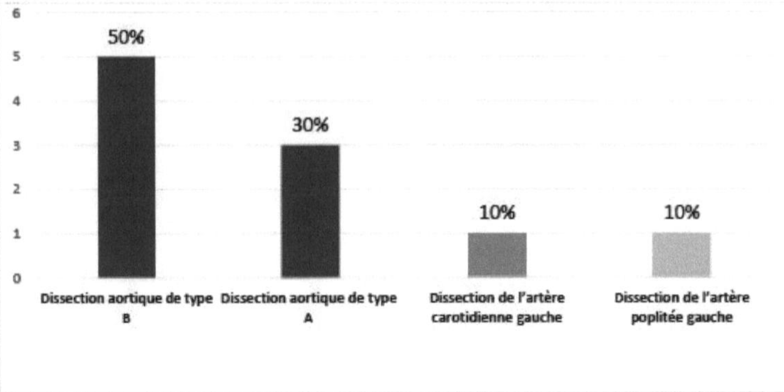

Figura 37: Rëpartição dos pacientes de acordo com o tipo de dissecção arterial.

A dissecção aórtica tipo B foi comum, representando 50% de todas as dissecções.

5.3.2.8- Outras patologias arteriais

> **Doença de Horton :**

Dois doentes fizeram biópsia da artéria temporal para confirmar histologicamente a doença de Horton.

> **Malformações arteriais**

1 doente tinha uma Arteria Lusoria não operada

5.3.2.9- Repartição por tipo de patologia veno-linfática :

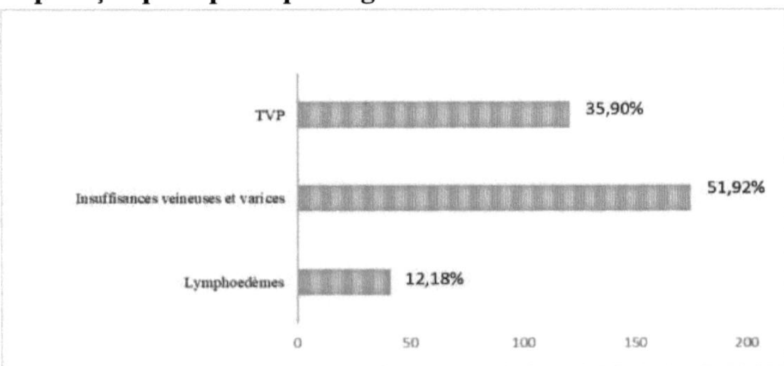

Figura 38: Rëpartição dos doentes por tipo de patologia veno-linfática.

A insuficiência venosa e a TVP dominaram a patologia veno-linfática com 51,92% e 35,95% respetivamente.

5.3.2.10- Dependendo da localização da trombose venosa profunda:

Quadro XII: Repartição dos doentes por localização da TVP

Localização	Trabalhadores	Percentagem (%)
Membros pélvicos	111	91,73
Membros torácicos	7	5,79
Veias jugulares internas	3	2,48
Total	121	100,00

A TVP estava localizada nos membros pélvicos em 91,73 dos doentes.

5.3.2.11- Distribuição de acordo com a topografia da trombose venosa profunda nos membros pélvicos:

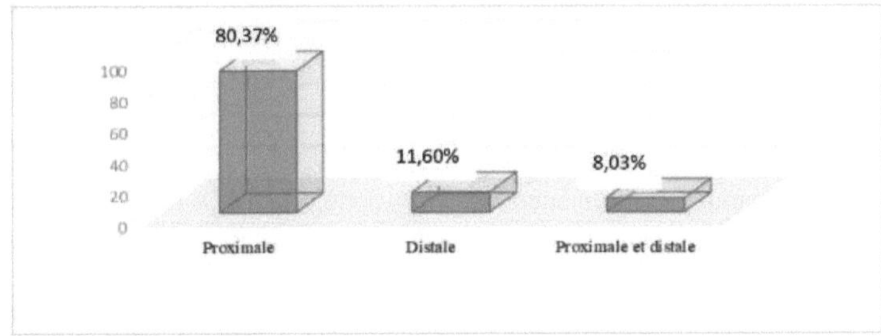

Figura 39: Rëpartição dos pacientes por topografia da TVP para os membros pélvicos.

80,37% das TVP dos membros pélvicos ëtendiam a ser proximais.

5.3.2.12- Repartição por tipo de insuficiência venosa :

Tabela XIII: Rëpartição de acordo com o tipo de insuficiência venosa.

Tipo de insuficiência venosa	Força de trabalho	Percentagem (%)
DVI bilateral	73	41,71
IVC unilateral	48	27,43
Varizes	54	30,86
Total	175	100,00

As varizes foram diagnosticadas em 30,86% dos doentes como uma complicação da insuficiência venosa crónica.

5.3.2.13- Repartição por tipo de varizes :

Quadro XIV: Repartição dos doentes por tipo de varizes.

Tipo	Força de trabalho	Percentagem (%)
Varizes GVS	15	27,78
Veia varicosa PVS	5	9,25
Veias varicosas bilaterais GVS	25	46,30
икёrе varizes	8	14,81
Rutura de varizes durante a gravidez	1	1,86
Total	54	100,00

A veia varicosa foi complicada por uma úlcera varicosa em 14,81% dos doentes.

5.3.2.14- Distribuição de acordo com a localização dos gânglios linfáticos:

Tabela XV: Distribuição dos doentes de acordo com o tipo de linfemia.

Tipo	Força de trabalho	Percentagem (%)
Primário	36	87,80
Secundário	5	12,20
Total	41	100,00

Em 87,80% dos doentes tratava-se de uma linfemia primária.

Tabela XVI: Distribuição dos doentes de acordo com a localização da linfemia primária.

Localização	Trabalhadores	Percentagem (%)
Biateraie MI	14	38,89
União Europeia MI	22	61,11
Total	**36**	**100,00**

Os linfredemas primários ëtaient unilateraux dans 61,11% des cas. Os linfadenemas secundários ëtaient iocaiisës aux membres thoraciques et consëcutifs a ia cure chirurgicaie de cancer de sein.

Recensëamos 5 casos de pacientes opërësed para implante de câmara para ia realização de quimioterapia.

5.3.2.15- Patologia arteriovenosa :

> **Fístula arteriovenosa para hemodiálise**

Tabela XVII: Rëpartição dos pacientes de acordo com a topografia da FAV.

Localização da FAV	Força de trabalho	Percentagem (%)
Proximidade	140	76,92
Floresta	42	23,08
Total	**182**	**100,00**

A FAV proximal esteve presente em 76,92% dos doentes com insuficiência renal.

> **Malformação arteriovenosa dos membros**

- 1 mão AVM
- 3 MAVs nos membros inferiores
- 2 Klippei-Trenaunay

5.3.2.17- Repartição por tipo de patologia dos tecidos moles :

Tabela XVIII: Rëpartição dos doentes de acordo com o tipo de patologia dos tecidos moles.

Tipo de doença	Trabalhadores	Percentagem (%)
Cisto poplíteo	4	7,27
Lipoma	4	7,27
Sarcoma	3	5,45
Cheloi'de	1	1,82
Rutura muscular	1	1,82
Síndrome de Nicolau	1	1,82
Complicações infecciosas	41	74,55
Total	**55**	**100,00**

As complicações infecciosas dos tecidos moles foram as mais comuns em 74,55% dos casos.

5.4- Aspectos clínicos :

5.4.1- Distribuição de acordo com os factores de risco e as comorbilidades:

Tabela XIX: Rëpartição dos doentes de acordo com os factores de risco e comorbilidades em cirurgia torácica.

Factores de risco	Número (n=581)	Percentagem (%)
HTA	164	28,22
Diabetes	99	17,03
Fumar	122	20,99
Asma	11	1,89
VIH	8	1,37
Hepatite B	1	0,17
Nefropatia	15	2,58
Doença cardíaca	22	3,78
Tuberculose	17	2,92
TVP	1	0,17
Doença do sistema	5	0,86
Embolia pulmonar	2	0,34
Psiquiátrico	1	0,17
AVC	4	0,68
Neoplasia	97	16,69

HTA (28,22%), tabagismo (20,99%), diabete (17,03%) e nboplasia (16,69%) foram os principais fatores de risco ou comorbidades observados na cirurgia torácica.

Tabela XX: Distribuição dos doentes com factores de risco e comorbilidades em patologia vascular.

Factores de risco em cirurgia vascular	Número (n=1139)	Percentagem (%)
HTA	656	57,59
Diabdte	433	38,01
Fumar	280	24,58
Asma	4	0,35
VIH	6	0,52
Hepatite B	2	0,17
Nefropatia	340	29,85
Doença cardíaca	27	2,37
Tuberculose	1	0,08
TVP	12	1,05
Doença do sistema	9	0,79
Embolia pulmonar	7	0,61
Infeção da esfera de Orl	14	1,22
Psiquiátrico	2	0,17
AVC	29	2,54
Neoplasia	18	1,58

A hipertensão arterial (57,59%), a diabetes (38,01%), a doença renal (29,85%) e o tabagismo (24,58%) foram os principais factores de risco ou comorbilidades na cirurgia vascular.

5.4.2- Repartição por antecedentes cirúrgicos :

Tabela XXI: Distribuição dos pacientes de acordo com a cirurgia torácica prévia.

Cirurgia torácica anterior	Número (n=581)	Percentagem (%)
Laparotomia	26	4,47
Mastectomia	28	4,81
Amputação de membros	5	0,86
Catarata	2	0,34
Tiroi'dectomia	1	0,17
Drenagem pericárdica	3	0,51
Ginecológico	34	5,85
Urológico	9	1,54
Toracotomia	3	0,51
Vascular	6	1,03
Traumatologia	23	3,95
Drenagem do tórax	1	0,17
Cardíaco	4	0,68
Neurocirurgia	9	1,54

Antëcëdentes de cirurgia ginecológica (5,85%), mastectomia (4,81%), laparotomia (4,47%) e traumatologia (3,95%) foram mais frequentemente observados na patologia torácica.

Tabela XXII: Distribuição dos pacientes de acordo com a cirurgia vascular prévia.

Cirurgia anterior em cirurgia vascularTamanho	**(n=1139)**	**Percentagem (%)**
Laparotomia	68	5,97
Mastectomia	5	0,43
Amputação de membros	32	2,80
Catarata	18	1,58
Tiroi'dectomia	6	0,52
Ginecológico	64	5,61
Urológico	10	0,87
Vascular	42	3,68
Traumatologia	23	2,01
Drenagem do tórax	1	0,80
Cardíaco	4	0,35
Neurocirurgia	9	0,79

Os antecedentes de cirurgia de laparotomia (5,97%), cirurgia ginecológica (5,61%), cirurgia vascular (3,68%) e amputação de membros (2,80%) foram os mais frequentemente observados na patologia vascular.

5.4.3- Sinais clínicos das patologias torácicas :

5.4.3.1- Repartição por sinais funcionais

Tabela XXIII: Distribuição dos doentes de acordo com os sinais funcionais nas patologias torácicas.

Sinais funcionais	**Número (n=581)**	**Percentagem (%)**
Dor no peito	50887 ,43	
Dispneia	44175 ,90	
Tosse	10818 ,58	
Disfagia		50,86

A dor torácica (87,43%), a dispneia (75,90%) e a tosse (18,58%) foram os principais sinais funcionais observados na admissão por patologia torácica.

5.4.3.1.1- Dispneia segundo a escala de Sadoul :

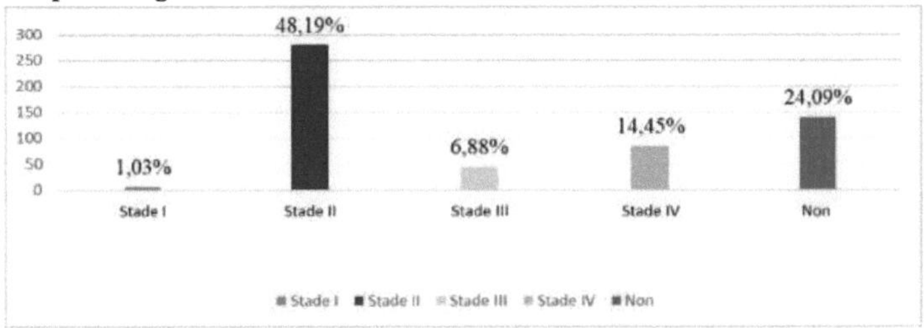

Figura 40: Distribuição dos pacientes de acordo com o estágio da dispnéia na escala de Sadoul.

A dispneia de grau II, de acordo com a escala de Sadoul, era frequente na admissão em 48,19% dos casos, seguida da dispneia de grau IV em 14,45% dos casos.

5.4.3.2- **Repartição por sinais físicos:**

Tabela XXIV: Distribuição dos doentes de acordo com os sinais físicos na patologia torácica.

Sinais físicos	**Número (n=581)**	**Percentagem (%)**
Diminuição do murmúrio vesicular	266	45,78
Matite	295	50,77
Redução da vibração da voz	218	37,52
Tímpano	77	1,20
Deformação do tórax	5	0,86

Os sinais de derrame pleural (50,77%), diminuição do murmúrio vesicular (45,78%) e diminuição da vibração vocal (37,52%) foram os mais frequentemente observados na patologia torácica.

5.4.4- Sinais clínicos das patologias vasculares :

5.4.4.1- Distribuição de acordo com os sinais funcionais :

Tabela XXV: Distribuição dos pacientes de acordo com os sinais funcionais na patologia vascular.

Sinais funcionais	**Número (n=1139)**	**Percentagem (%)**
Dores nos membros	1003	88,05
Formigueiros plantares	269	23,62
Claudicação intermitente	272	23,88

As patologias vasculares manifestam-se mais frequentemente por dor (88,05%), formigueiro plantar (23,62%) e claudicação intermitente (23,88%) nos doentes.

Tabela XXVI: Rëpartição dos pacientes de acordo com o përimëtre de marcha.

Perímetro de marcha **(m)**	**Número (n=1139)**	**Percentagem (%)**
Normal	669	58,73
<150	470	41,27

O përimëtre de marche foi normal em 58,73% dos doentes com patologia vascular.

5.4.4.2- **Repartição por sinais físicos:**

Tabela XXVII: Rëpartição dos pacientes de acordo com os sinais físicos observados na patologia vascular.

Sinais físicos	**Número (n=1139)**	**Percentagem (%)**
Inchaço dos membros	540	47,41
Sem pulso	465	40,82
Cianose	297	26,07
Modificação do calor cutâneo	147	12,90
Vermelhidão do membro	54	4,741

A tumefação dos membros, a ausência de pulso e a cianose foram observadas em proporções diferentes na patologia vascular: 47,41%, 40,80% e 26,07%, respetivamente.

5.5- Testes adicionais :

5.5.1- Exames radiológicos :

5.5.1.1- Doenças torácicas :

Tabela XXVIII: Rëpartição dos doentes de acordo com os exames complementares rëalisës em cirurgia torácica.

Tipos de exameFuncionários	(n=581)	Percentagem (%)
Radiografia do tórax498		85,71
Ultrassom cardíaco460		79,17
ECG413		71,08
Exame do tórax163		28,05

A radiografia pulmonar (85,71%), a ecografia cardíaca (79,17%), o ECG (71,08%) e a tomografia computorizada torácica (28,05%) foram os exames complementares mais realizados em patologia torácica.

5.5.1.2 Patologias vasculares :

Tabela XXIX: Rëpartição dos doentes de acordo com os exames radiológicos rëalisës em cirurgia vascular.

Tipos de exameFuncionários	(n=1139)	Percentagem (%)
Eco-doppler699		61,36
IM, angioscan do tórax e do pescoço162		14,22

O Doppler e o angioscanner eram exames essenciais na cirurgia vascular.

5.5.2- Exame biológico pré-terapêutico:

Tabela XXX: Distribuição dos doentes de acordo com o exame biológico inicial efectuado na cirurgia torácica e vascular.

Controlo biológico	Número (N=1720)	Percentagem (%)
NFS	839	48,77
PRC	756	43,95
lonograma sanguíneo	467	27,15
Transaminases	654	38,02
Creatinina	694	40,34
Uree	512	29,76
TP	609	35,40
TCA	199	11,56
Agrupamento Rhesus	712	41,39

Na cirurgia torácica e vascular, é mais frequentemente solicitada uma avaliação biológica inicial.

5.5.3- Outros testes biológicos adicionais :

Tabela *XXXI*: Distribuição dos doentes de acordo com os testes biológicos adicionais efectuados.

Balanço suplementar	Número (N= 1720)	Percentagem (%)
Gen Xpert para fluidos biológicos	195	11,33
BAAR cuspir	77	4,53
ECBC	174	10,11

Ag HBS	168	9,76
VHC	165	9,59
VIH	165	9,59
Histologia	116	6,74

Em função da patologia ou dos antecedentes, podem ser efectuados outros testes biológicos para além do exame biológico inicial.

5.6- Aspectos terapêuticos :

5.6.1 Doenças do tórax :

> **Tratamento médico**

Tabela XXXII: Rëpartição dos pacientes de acordo com as moléculas utilizadas no tratamento médico das patologias torácicas.

Moléculas	Número (n=581)	Percentagem (%)
Analgésico	563	96,90
Antibiótico	456	78,48
Anti-hipertensivo	380	65,40
Supressor da tosse	354	60,92
HBPM	258	44,40
Agente antiplaquetário	231	39,75
Corticoi'de	221	38,03
Anti-histamínico	182	31,32
AINES	176	30,29
Estatina	114	19,62
Anti-secretário	80	13,76

Os analgésicos (96,90%), os antibióticos (78,48%) e os anti-hipertensores (65,40%) foram os tratamentos médicos mais frequentemente associados à patologia torácica.

> **Tratamento cirúrgico**

Tabela XXXIII: Repartição dos doentes por procedimento cirúrgico efectuado em cirurgia torácica.

Procedimentos cirúrgicos	Número (n=581)	Percentagem (%)
Drenagem pleural	277	68,90
Biópsias pleurais para o mesotelioma	2	0,49
Exérese de massa broncopulmonar	8	1,99
Bullectomia pulmonar	3	0,74
Exérese de quisto hidático	2	0,49
Drenagem pericárdica	83	20,64
Exame da massa mediastínica	3	0,74
Tiroidectomia	5	1,24
Exérese de massa na parede torácica	10	2,48
Reparação da hérnia diafragmática	3	0,74
Mastectomia	8	1,99
Drenagem hepática percutânea	3	0,74
Pneumectomia	2	0,49

A drenagem pleural e pericárdica foram os procedimentos mais frequentemente efectuados

em
cirurgia torácica com uma proporção de 68,90% e 20,64%, respetivamente.

5.6.2 Patologias vasculares :

Tratamento médico :

Tabela XXXIV: Distribuição dos pacientes de acordo com as moléculas utilizadas no tratamento médico das patologias vasculares.

Moléculas	Número (n=1139)	Percentagem (%)
Analgésico	1055	92,62
Antibiótico	879	77,17
AINES	286	25,10
Corticoide	18	1,58
Antihi stamini que	199	17,47
Anti-hipertensivo	780	68,48
Veinotónico	380	33,36
Estatina	832	73,04
Agente antiplaquetário	932	81,82
Antifúngico	244	21,42
Anti-secretário	165	14,48
HBPM	746	65,49
VKA	312	27,39
Heparina sódica	318	27,91

Os analgésicos (92,62%), os antiagregantes plaquetários (81,82%), os antibióticos (77,17%) e as estatinas (73,04%) foram os fármacos mais frequentemente utilizados na patologia vascular.

Tabela XXXV: Distribuição dos pacientes de acordo com os procedimentos cirúrgicos realizados na cirurgia vascular.

Procedimentos cirúrgicos	Número (n=1139)	Percentagem (%)
Fabrico de AVFs para hemodiálise	182	46,66
Amputação de membros	95	24,35
Desbridamento - necrosectomia	45	11,53
Veia de decapagem Saphene	30	7,69
Enxerto protético de achatamento para AAA	11	2,82
Aponevrotomia	10	2,56
Embolectomia arterial	6	1,53
Angioplastia femoro-poplítea	6	1,53
Câmara implantável	5	1,28
Bypass femoropoplíteo	2	0,51
Exérese de lipoma compressivo	2	0,51
Aplanamento - ressecção - bypass para aneurisma	2	0,51
Biópsias da artéria temporal	2	0,51
Endarterectomia	1	0,25
Exérese de quisto poplíteo	1	0,25

A inserção de FAV para hemodiálise (46,66%) e a amputação de membros (24,35%) foram os principais procedimentos cirúrgicos realizados em cirurgia vascular.

> **Outras terapêuticas em cirurgia vascular**

Tabela XXXVI: Rëpartição dos doentes de acordo com outras modalidades terapêuticas rëalisës para a patologia vascular.

Outros modos	Número (n=1139)	Percentagem (%)
Vestir	866	76,03
Restrição elástica	137	12,02
Uso de meias elásticas	324	28,44
Elevação dos membros	165	14,48

Os cuidados locais (76,03%) e o uso de meias elásticas de suporte (28,44%) foram frequentemente associados ao tratamento médico ou cirúrgico da patologia vascular.

5.7- Aspectos evolutivos

5.7.1- Em cirurgia torácica :

Tabela XXXVII: Distribuição dos pacientes de acordo com as seqüelas operatórias imediatas em cirurgia torácica.

Cuidados pós-operatórios	Número (n=402)	Percentagem (%)
Simples	287	71,39
Complicado	115	28,61

A evolução pós-operatória foi simples em 71,39% dos doentes.

5.7.1.1- Distribuição por tipo de complicação imediata:

Tabela XXXVIII: Rëpartição dos doentes de acordo com o tipo de complicação imeditada em cirurgia torácica.

Tipo de complicações	Número (n=402)	Percentagem (%)
Hemorragia	9	2,23
Dispneia	103	25,62
Linfóforos	3	0,74

25,62% dos pacientes com opërës torácica apresentaram dvspneia pós-operatória em cirurgia torácica.

5.7.1.2- Repartição por complicações tardias :

Tabela XXXIX: Distribuição dos pacientes de acordo com as complicações tardias em cirurgia torácica.

Complicações	3 meses	6 meses	12 meses
Supuração parietal crónica	0,49%	0	0
Dispneia	30,34%	13,43%	2,73%
Recorrência de derrame	3,73%	3,98%	8,95%

A dispneia persistiu em 30,34% dos pacientes nos 3 meses seguintes à operação, e 8,95% das recidivas de derrame foram observadas após 12 meses em cirurgia torácica.

5.7.1.3- Repartição por mortalidade hospitalar :

Quadro XL: Repartição dos doentes tratados no hospital para cirurgia torácica.

Mortalidade em cirurgia torácica	Número (n=59)	Percentagem (%)
Pericardite aguda	9	15,26
Pericardite crónica construtiva	1	1,69

Derrame pleural secundário		47	79,67
Mesotelioma pleural	1		1,69
Pneumectomia	1		1,69
TOTAL		**59**	**100,00**

5.7.2- Em cirurgia vascular :

5.7.2.1- Distribuição por resultados pós-operatórios imediatos

Tabela XLI: Distribuição dos doentes de acordo com as sequelas operatórias imediatas em cirurgia vascular.

Cuidados pós-operatórios	Número (n=390)	Percentagem (%)
Simples	344	88,20
Complicado	46	11,80

5.7.2.2- Distribuição por tipo de complicação imediata:

Tabela XLII: Rëpartição dos doentes de acordo com o tipo de complicações imëdiatas na cirurgia vascular.

Tipo de complicação	Número (n=390)	Percentagem (%)
Trombose arterial	25	6,41
Hdmorragia	14	3,58
Nenúfar	7	1,79

A trombose arterial (6,41%), a riiemoiTagia (3,58%) ë foram as principais complicações imëdiatas na cirurgia vascular.

Tabela XLIII: Rëpartição dos doentes de acordo com as complicações tardias em cirurgia vascular.

Complicações tardias	3 meses	6 meses	< 12 meses
Supuração paridontal crónica	0,76%	1,28%	0
Hematoma na FAV	1,79%	1,02%	0
Trombose da FAV	2,82%	1,28%	4,61%
Falso andvrism no FAV	0	0	2,82%

As complicações tardias referiam-se principalmente à FAV para hemodiálise.

5.7.2.3- Distribuição de acordo com a mortalidade hospitalar em cirurgia vascular:

Tabela XLIV: Repartição dos doentes dëcëdës em cirurgia vascular hospitalar.

Mortalidade em cirurgia vascular	Número (n=43)	Percentagem (%)
IRCT	9	20,93
Fase 4 OAMI	28	65,11
AAAR	3	6,98
Dissecção da aorta	3	6,98
Total	**43**	**100,00**

5.7.3- Repartição por mortalidade global no serviço

Tabela XLV: Rëpartição dos pacientes de acordo com a mortalidade geral na enfermaria.

Mortalidade	Número (N=1720)	Percentagem (%)
Patologia torácica	59	3,43
Patologia vascular	43	2,50
Total	**102**	**5,93**

A mortalidade hospitalar global foi de 5,93%. Apenas um (1) doente faleceu durante a cirurgia.

5.7.4- Duração da estadia :

Tabela XLVI: Rëpartição de acordo com o tempo de permanência nos cuidados intensivos.

Tipo de patologia	Mínimo	Média	Máximo
Torácica	< 24h	2 dias	5 dias
Vascular	< 24h	24 h	3 dias

O tempo médio de permanência nos cuidados intensivos foi de 2 dias de cirurgia torácica e 24 horas para a cirurgia vascular.

Tabela XLVII: Rëpartição de acordo com a duração da hospitalização pós-ressuscitação.

Tipo de patologia	Mínimo	Média	Máximo
Torácica	< 24 h	5 dias	
Vascular	< 24 h	3 dias	14 dias 8 dias

Na fase pós-reanimação, a média de permanência hospitalar foi de 5 dias para a cirurgia torácica e de 3 dias para a cirurgia vascular.

6 DISCUSSÃO

VI. Debate

6.1 Metodologia:

Foram relatadas algumas dificuldades relacionadas com a natureza retrospetiva do estudo. Estas dificuldades referem-se aos dados em falta, ao arquivo dos processos e também à organização das actividades cirúrgicas. De facto, o Centro André Festoc foi inicialmente dedicado à cirurgia cardíaca pediátrica. A maior parte destas actividades cirúrgicas foram realizadas por missionários estrangeiros, o que teve frequentemente um impacto na gestão das patologias torácicas e vasculares. Algumas das dificuldades estavam relacionadas com os custos e o fornecimento de consumíveis.

Apesar destas dificuldades, este trabalho permitiu-nos conhecer as patologias torácicas e vasculares mais frequentes e identificar as lacunas organizacionais e terapêuticas na sua gestão, a fim de desenvolver estratégias e perspectivas de melhoria da qualidade dos cuidados.

6.2 Frequência das patologias torácicas e vasculares :

Em cinco (5) anos, 1720 doentes foram atendidos no serviço por patologia torácica ou vascular. Nos últimos três anos, registámos um aumento acentuado do número de doentes atendidos. Este número parece inferior ao relatório anual nacional da Sociedade de Cirurgia Torácica e Vascular **do Japão** [36] e **de Taiwan** [37]. Na África subsariana, os dados sobre a frequência das patologias torácicas e vasculares parecem ser escassos. Acreditamos que isto se deve em parte à escassez e inacessibilidade de especialistas, mas também ao facto de sermos um departamento jovem com recursos limitados.

6.3 Perfil epidemiológico das especialidades

6.3.1 Caraterísticas sócio-demográficas :

> **Dependendo da idade** :

A idade média dos doentes com patologia torácica foi de 44,65 anos, com extremos de 2 meses e 94 anos. Esta idade média é comparável às observadas por **Souleymane. A N [38], OTIOBANDA G F [39]** e **Mirande K T [40]** de 38,87, 39,07 e 34,30 anos, respetivamente. Este facto pode ser explicado pela juventude da população africana.

Na patologia vascular, a idade média dos doentes foi de 54,60 anos, com extremos de 3 e 123 anos. Este resultado é comparável ao de **Staniszewska. A et al [41]** que encontraram uma idade média de 67,5 anos. As patologias vasculares mais frequentemente dëgënërativas são a prerrogativa do sujeito *idoso*.

> **Por género :**

Neste estudo, as mulheres predominaram na patologia torácica e não na patologia vascular. Alguns autores (**Souleymane. A N [24], MIRANDE KT [40] e Staniszewska. A et al [41]** relataram uma predominância masculina tanto na patologia torácica como na vascular. Esta predominância de mulheres pode ser explicada pela etiologia infecciosa nas patologias torácicas e pela etiologia venosa nas patologias vasculares, mas também pelo facto de muitas mulheres serem encaminhadas para o nosso serviço devido ao nome do CHU "Materno-Infantil".

> **Por profissão principal :**

Todos os estratos sociais são afectados, em graus variáveis, por patologias torácicas e vasculares neste estudo (donas de casa, comerciantes, funcionários públicos reformados, crianças em idade escolar e agricultores). As doenças torácicas e vasculares são geralmente omnipresentes.

> **Dependendo da origem :**

Os doentes provinham de diferentes origens. A maioria (93,43%) dos doentes foi encaminhada dos diferentes centros hospitalares universitários (CHU) do distrito sanitário de Bamako, 2,38% dos centros de saúde de referência e 1,8% dos hospitais regionais. Este facto pode ser explicado pela ausência de um serviço de referenciação para as patologias torácicas e vasculares, pela qualidade das instalações técnicas e pela melhoria dos cuidados prestados pelas diferentes missões estrangeiras.

6.3.2 Patologias torácicas encontradas :

Os derrames pleurais, com 293 doentes, constituíram a principal patologia torácica neste estudo. O derrame pleural esteve presente em 94,63% dos pacientes. Estas observações foram relatadas por outros autores com diferentes proporções, tais como **Konate. F [42]** com 4,49% e **Bemba ELP [43]** com 23,11%. Esta variabilidade na frequência da pleurisia pode ser explicada pela localização destes estudos. Todas as pleurisias resistentes à punção são encaminhadas para a cirurgia torácica para drenagem pleural.

Estas pleurisias podem evoluir para piotórax. Registámos 4,72% de piotórax. Este resultado é comparável ao 1,95% relatado por Guindo. **I O [45]** em 2013 no hospital universitário do ponto "G". Neste ëtude relatamos dois casos de he'motórax pós-traumático. I . o hemotórax é mais frequentemente secundário a trauma fechado com uma frequência variável entre 25,2 - 32% de acordo com alguns estudos da África Ocidental [46,47].

Com 22,3%, o espasmo pericárdico foi a segunda patologia torácica mais frequente neste estudo. Esta frequência é comparável aos 1,78% registados por **DIOP. S [48]** em 2022 num hospital do Mali, a 2,6% relatada por **HAIDARA O T [49]** e a 0,21% relatada por KONE B **[50]**. Esta variabilidade de resultados poderia ser explicada pelo facto de sermos um serviço de referência para a cirurgia cardíaca no país e na sub-região.

emeCom 34 pacientes, as massas bronco-pleurais constituíram a 3 patologia torácica neste estudo. Apenas 6,20% beneficiaram de um diagnóstico histológico devido ao seu estado avançado. O traumatismo torácico foi observado em 28 pacientes. Estas lesões torácicas representaram 4,30% da cirurgia torácica. Este resultado é comparável aos de **Fadima Tall [52]** com 1,02% e **Coulibaly. S [53]** com 0,87%.

Os bócios mergulhantes foram a patologia mais comum na borda superior do tórax, com 14 pacientes tratados, representando 2,40% de todos os casos de cirurgia torácica. A taxa de bócio mergulhante na cirurgia da tiroide varia na literatura entre 2% e 30% **[54, 55]**.

No nosso estudo, doze (12) doentes apresentavam uma massa parestésica, 25% da qual estava localizada nas regiões supraesternal e subclavicular. **El Hachimi. K et al [56]** relataram 5,3% de massas supraclaviculares.

A hérnia hiatal é uma doença menos comum da borda torácica inferior. Foram incluídos 11 pacientes, dos quais três (3) foram submetidos à cirurgia convencional.

Recolhemos dados de 8 doentes com enfisema pulmonar avançado. Três pacientes foram submetidos a uma cirurgia bem-sucedida para a remoção de bolhas de enfisema gigantes.

Seis (6) doentes apresentavam uma massa mediastínica. Estes eram geralmente tumores malignos, tal como referido na literatura [57], com sinais de compressão (dor torácica, dispneia, tosse) [58].

6.3.3- Patologias vasculares encontradas :

Com 399 pacientes colIIgës, as arteriopatias përiphëric dos membros representaram a primeira patologia vascular tratada no departamento. A maioria destas eram arteriopatias

degenerativas ateromatosas. Estes doentes eram mais frequentemente consultados num estádio avançado (estádio 4 de Leriche e Fontaine) com um risco elevado de amputação.
A gestão terapêutica da insuficiência renal crónica terminal passa pela hemodiálise. Esta estratégia terapêutica exige a criação de uma abordagem vascular de qualidade. Dos 262 doentes com insuficiência renal encaminhados para o serviço, foi criada uma fístula arteriovenosa (FAV) em 182 doentes. Este resultado é comparável aos 112 doentes que beneficiaram de FVA no estudo efectuado por **Dieng. P A et al [60]** em Dakar.
A TVP, com 121 doentes tratados, foi a terceira patologia vascular mais frequente neste estudo. Localizou-se nos membros inferiores em 91,73% dos pacientes. **Haounou. F et al [61]** relataram uma taxa de 51,3%.
A insuficiência venosa dos membros inferiores foi diagnosticada em 121 doentes, representando 10,6% das patologias vasculares. A insuficiência venosa crónica representou 60,33%. **Konin. C et al [63]** relataram uma prevalência de 60,4% de insuficiência venosa crónica dos membros inferiores. A doença venosa crónica dos membros inferiores é uma causa importante de morbilidade e de redução da qualidade de vida, afectando até 25% das populações ocidentais **[62]**. Todos os doentes diagnosticados com IVC beneficiaram da prescrição de medidas de higiene do estilo de vida e de compressão venosa elástica. A IVC parece ser comum na população negra africana. A LVC dos membros inferiores progride mais frequentemente para o aparecimento de varizes. Recolhemos 54 doentes com varizes dos membros inferiores. A doença varicosa afecta um terço da população francesa [64].
A doença aneurismática, com 48 doentes, representou 4,21% das patologias vasculares. O aneurisma arterial afecta 7 a 8% das pessoas com mais de 65 anos no Ocidente e é a 12ª causa de morte nestes países **[65, 66]**. Na África subsariana, o aneurisma arterial é pouco frequente e, provavelmente, mal avaliado, mas isso está relacionado com a escassez de cirurgiões vasculares [67]. O aneurisma da aorta abdominal subrenal (AAASR) continua a ser a localização mais frequente, representando 90% [68]. Operámos 11 doentes, ou seja, 23% dos aneurismas.
Outros aneurismas përiphëric (ilíaco interno, fëmoral profundo, carótida interna) foram opërë com sucesso.
Quarenta e um (41) pacientes foram consultados por linfemia, ou seja, 3,59%. Foi uma ivinplicL'deme primária em 87,80% localisës aos membros pélvicos e secundária em 12,20% aos membros torácicos consëcutifs à cura cirúrgica do cancro da mama. **SANOGO. A M [69]** relatou 89,1% de ivmplicL'deme dos membros inferiores.
Tal como nos estudos de **Vertilus. B** et **al [70] e HOLF** et **al [71]**, cerca de dez doentes foram tratados por síndrome compartimental traumático.
A dissecção da aorta é uma emergência vascular com risco de vida. Neste estudo, 10 pacientes foram tratados por dissecção arterial. O tratamento médico intensivo foi sistemático, dada a inadequação da plataforma técnica.
De acordo com **Compton C [72]**, o trauma grave é responsável por 3% das lesões vasculares. Neste estudo, 7 pacientes foram tratados por trauma vascular.
A implantação de cateteres centrais para quimioterapia é uma atividade interdisciplinar (unidade de cuidados intensivos, urologista, ginecologista, cirurgião). Cinco (5) doentes beneficiaram da implantação de uma câmara de cateter implantável.
As malformações vasculares são geralmente raras. Podem ser venosas, arteriais ou arteriovenosas (MAV), consistindo em múltiplos shunts de alto fluxo **[79]**. A cirurgia é reservada principalmente para as formas progressivas ou complicadas (estádios II a IV).

Quatro (4) pacientes foram tratados para malformação arteriovenosa.

6.4 - Aspectos clínicos :

6.4.1- Factores de risco e/ou co-morbilidades :

Na patologia torácica, os factores de risco ou comorbilidades são bem conhecidos. São eles a hipertensão, a diabetes, o tabagismo, a tuberculose e a neoplasia, que foram observados em diferentes proporções neste estudo.

Na patologia vascular, a idade, a hipertensão, a diabetes, o tabagismo, a doença renal e a doença cardíaca foram os principais factores de risco para a doença vascular. Outros factores, como o acidente vascular cerebral anterior e a neoplasia, estavam presentes em alguns doentes.

6.4.2 Sinais funcionais :

6.4.2.1 Doenças do tórax :

A dor torácica (87,43%), a dispneia (75,90%) e a tosse (18,58%) foram os principais sintomas presentes na admissão à cirurgia torácica. A intensidade destes sinais esteve mais frequentemente relacionada com o estado do doente e os seus antecedentes, mas também com a fase de evolução da doença.

A síndroma do derrame pleural, nomeadamente o embotamento, a diminuição do murmúrio vesicular e a diminuição da vibração vocal, estava presente na maioria dos doentes.

6.4.2.2 Patologias vasculares :

A dor nos membros (88,05%), a redução da amplitude da marcha (menos de 150 m) (41,27%) e a claudicação arterial intermitente (23,88%) foram os principais sintomas observados na patologia vascular. Este resultado pode ser explicado pela elevada frequência de arteriopatia degenerativa periférica.

A tumefação dos membros (47,41%), a ausência de pulso (40,82%) e a cianose (26,07%) foram os principais sinais observados na patologia vascular. Estes sinais são mais frequentemente observados na arteriopatia periférica e na insuficiência venosa crónica.

6.5 Exames complementares

6.5.1- Radiológica :

Em patologia torácica, a imagiologia é da maior importância e é orientada pela clínica, constituindo a base do trabalho de diagnóstico. A radiografia do tórax (85,71%) continua a ser o exame de primeira escolha. A TC torácica (28,05%) é indispensável para o tratamento terapêutico das patologias torácicas, proporcionando um diagnóstico mais preciso das lesões.

Na patologia vascular, para além dos sintomas clínicos, são necessários exames radiológicos para o diagnóstico. A ecografia Doppler arterial e venosa dos membros (61,36%) e o angioscanner (14,22%) foram os principais exames imagiológicos realizados para o diagnóstico das patologias vasculares. De facto, o angioscanner é um exame morfológico e hemodinâmico essencial e indispensável para a conduta terapêutica na patologia vascular.

A cirurgia torácica e vascular é uma cirurgia de grande envergadura. Qualquer que seja a patologia, é necessário efetuar uma avaliação do estado do doente e também uma avaliação cardíaca para minimizar os riscos associados à cirurgia. A ecografia cardíaca (79,17%) e o ECG (71,08%) foram os principais exames efectuados para esta avaliação cardíaca.

6.5.2 Biológica :

Os testes biológicos são utilizados para avaliar o impacto destas patologias nos vários órgãos. O hemograma (48,77%), a creatininémia (40,34%), a ureia sanguínea (29,76%), a PCR (43,95%), o ionograma sanguíneo (27,15%) e as transaminases (38,02%) constituíram o estudo biológico inicial efectuado na patologia torácica e vascular. A tipagem de Rhesus, o

TP e o TTPA foram utilizados para completar o estudo pré-operatório. O exame histológico de todas as peças cirúrgicas foi sistemático.

Na procura de etiologias específicas em determinadas áreas, foram efectuados outros exames complementares. O Gen Xpert (195 doentes) e o ECBC (174 doentes) foram efectuados sistematicamente para os derrames pleuropericárdicos. A serologia da hepatite B (168 doentes), a serologia do VHC (165 doentes) e a serologia do VIH (165 doentes) foram efectuadas em função do estado do doente.

6.6 - Aspectos terapêuticos :

6.6.1 Médico

Qualquer que seja a patologia torácica ou vascular, o tratamento mëdico-cirúrgico. Na patologia torácica, trata-se mais frequentemente de uma combinação de analgésicos, antibióticos, corticóides e, em particular, de medicamentos anti-tuberculose. Este tratamento médico acompanha na maioria das vezes o tratamento cirúrgico.

Na patologia vascular, os agentes antiplaquetários, as estatinas, os inibidores da ECA, os analgésicos, por vezes os antibióticos, os venotónicos e os vasodilatadores são as moléculas mais frequentemente utilizadas.

Outras estratégias terapêuticas não medicamentosas, como a oxigenoterapia, os cuidados loco-regionais ou os pensos e ligaduras, podem proporcionar alívio.

6.6.2 Cirúrgico :

O tratamento cirúrgico depende da indicação, dos recursos técnicos disponíveis e do consentimento do doente.

Na patologia torácica, foram realizados 402 procedimentos cirúrgicos, representando 50,75% da atividade cirúrgica do serviço. A drenagem pleural (68,90%), a drenagem pericárdica xifoide (20,64%) e a remoção de massas (mediastínicas, parietais ou quistos hidáticos) (5,21%) foram os principais procedimentos efectuados em cirurgia torácica.

Os principais procedimentos efectuados em cirurgia vascular foram a criação de fístulas arteriovenosas para hemodiálise (46,66%), as amputações major de membros (24,35%) e o stripping das veias safenas. Dada a elevada frequência de doença arterial degenerativa, a cirurgia de bypass ou outros procedimentos de revascularização deveriam predominar na cirurgia vascular. Pensamos que o desconhecimento das patologias vasculares, os atrasos nas consultas, a pobreza, a inacessibilidade aos poucos especialistas e a insuficiência de meios técnicos poderão explicar estes resultados.

6.7 Evolução :

6.7.1 Morbilidade :

I A evolução clínica e paraclínica foi geralmente favorável na maioria dos nossos doentes.

Na cirurgia torácica, 71,39% dos doentes tiveram uma evolução pós-operatória sem complicações. A taxa de morbilidade imediata foi de 28,61%. Estas foram essencialmente a dispneia persistente (89,57%) e a hemorragia intra-operatória (7,83%). O seguimento pós-operatório a médio e longo prazo foi marcado pela recorrência do derrame em 16 doentes.

Na cirurgia vascular, a revolução pós-operatória foi simples em 88,20% dos casos. As complicações imediatas foram dominadas por trombose arterial (54,34%), hemorragia (24,44%) e linfonodomegalia (15,22%). A taxa de morbilidade foi de 11,80%. As complicações a médio e longo prazo foram todas relacionadas à FAV para hemodiálise.

Estas complicações são mais comuns na cirurgia torácica do que na cirurgia vascular.

6.7.2 Mortalidade :

A mortalidade hospitalar global foi de 5,93%. Apenas um (1) doente faleceu no per-operatório. A mortalidade na cirurgia torácica foi de 10% e de 3,7% na cirurgia vascular. Esta taxa de mortalidade pode ser explicada pelo facto de um maior número de doentes ser encaminhado pelos serviços de oncologia, medicina e cardiologia. Estes doentes encontram-se geralmente debilitados pela doença de base, com derrames pleurais ou pericárdicos de origem neoplásica, por vezes num contexto de insuficiência cardíaca congestiva, VIH ou tuberculose.

7 CONCLUSÃO

Conclusão

A cirurgia torácica e cardiovascular tem sido uma disciplina mëdico-cirúrgica exercëe há dëcennies no Mali, mas uma atividade jovem no CHU Mëre Enfant "le Luxembourg".

I. No centro Andre FESTOC, a patologia torácica foi menos frequentemente tratada do que a patologia vascular. Os doentes torácicos eram mais jovens do que os doentes vasculares. As donas de casa predominam neste estudo. A maioria dos pacientes foi encaminhada pelas CHUs ou CSREFs do distrito de Bamako.

Os principais factores de risco e/ou comorbilidades na cirurgia torácica foram a hipertensão arterial, a diabetes, o tabagismo, a tuberculose pulmonar e a neoplasia. Na cirurgia vascular, outras patologias como a idade, a nefropatia e a doença cardíaca estiveram associadas.

A sintomatologia clínica foi dominada na patologia torácica por dor torácica, dispneia e tosse. Na patologia vascular, estes sintomas eram principalmente dor, claudicação arterial intermitente e uma diminuição do ritmo de marcha para menos de 150 m.

As diferentes patologias frequentemente encontradas na patologia torácica são os derrames pleuropericárdicos, as massas parietais ou mediastínicas ou as massas broncopulmonares. As patologias vasculares dominantes são as arteriopatias periféricas degenerativas, as tromboses venosas profundas, a insuficiência veno-linfática, as varizes e algumas malformações vasculares.

A cirurgia deu um contributo terapêutico importante. Os procedimentos cirúrgicos mais comuns realizados em cirurgia torácica foram a drenagem pleural ou pericárdica, a exérese-biópsia de certas massas parietais ou broncopulmonares, a tiroidectomia por bócio mergulhante e, frequentemente, a mastectomia por cancro da mama. No domínio da cirurgia vascular, as intervenções cirúrgicas mais frequentes são a criação de uma FAV para hemodiálise, a amputação de membros, a remoção de varizes e a cura de aneurismas arteriais.

A taxa de morbidade-mortalidade permanece aceitável no tratamento destas patologias no nosso serviço.

Para melhorarmos os nossos resultados, temos de fazer uma campanha de sensibilização para as doenças torácicas e vasculares, de modo a que os doentes possam ser consultados numa fase precoce, formar o pessoal paramédico e reforçar a plataforma técnica, generalizando as técnicas minimamente invasivas (toracoscopia e cirurgia endovascular).

Recomendações

No final deste trabalho, recomendamos :

Para o público em geral:

- Aderir a 1 Assurance Maladie Obligatoire (seguro de doença obrigatório) para suportar os custos dos cuidados de saúde.
- Consulte o seu médico logo que detecte sintomas graves a nível torácico ou vascular.
- Evitar determinadas situações ou factores de risco de doenças torácicas e vasculares.
- Incentivar todos os tipos de desporto.

Pessoal dos serviços sociais e de saúde :

- Tratamento precoce de pacientes que sofrem de patologia torácica e/ou vascular.
- Boa colaboração entre diferentes especialidades para melhorar a qualidade dos cuidados nos hospitais.

Às autoridades políticas e administrativas:

- Popularizar campanhas de sensibilização do público para as doenças não transmissíveis, em especial as patologias torácicas e cardiovasculares.
- Fornecer formação inicial e contínua para especialistas em cirurgia torácica e vascular.
- Subsidiar o tratamento médico e cirúrgico das patologias torácicas e vasculares.
- Criar outros centros de excelência para a gestão das patologias torácicas e vasculares.
- Reforçar os meios técnicos dos hospitais, nomeadamente em termos de técnicas menos invasivas, para melhorar a qualidade dos cuidados.

REFERÊNCIAS

[1] Ba. M S. Thoracic and cardiovascular surgery in a developing country (review of activity at Dakar University Hospital). Estes medecine. •1 de fevereiro de 1997. 147. P27-44

[2] SMITH J A., MULLERWORTH M H., WESTLAKE G W., TATOULIS J.Empyema thoraces: uma experiência de 14 anos num centro de ensino.Ann thoracic surg 1991; 51:P39-42.

[3] Dr. Maurice Perol, Departamento de Prevenção do Cancro Ambiental, Centro Leon Berard de Pneumologia, Centro Leon Berard, Lyon. Atualizado em 20 de julho de 2023.

[4] Nganmeni Ignace. PATOLOGIAS CIRÚRGICAS TORÁCICAS NO DEPARTAMENTO CIRÚRGICO A DO HOPITAL DU POINT-G: REVISÃO DE CASOS. Faculte de Medecine, de Pharmacie et d'Odonto-Stomatologie. 2006. 121. P22-24

[5] Dieng. P A, Ciss. G, Ba. P S, Ndiaye. A, Fall. M B. Gaye. M, Diatta. S Kane. O, Beye. S A. Diarra. O, Diouf. B, Ndiaye. M. Resultados das fístulas arteriovenosas para hemodiálise crónica em Dakar. Serviço de Cirurgia Torácica e Cardiovascular do CHU de FANN. Revista Africana de Cirurgia 2010; 1(1): 74-77.

[6] Konin. C et al. Insuficiência venosa crónica numa população negra africana: aspectos epidemiológicos e terapêuticos e factores determinantes. Jornal de Doenças Vasculares. Volume 40, edição 2, março de 2015 Página 123.

[7] Haounou. F, Binjilali. L, Zahlane. M, Essaadouni. L. Doença tromboenbolítica venosa em medicina interna: um estudo descritivo de 157 pacientes hospitalizados. La revue de la medecine interne, volume 37 , Suplemento 2 dezembro 2016, páginas A148-A149.

[8] James Didier L., Abdoulaye MB. Bako H. Ide K., Saidou A., Ide G., Hama Y., Sani Rabiou. Chaibou MS, Daddy H. Adakal O. Sidibe T. Ouaissi M. Harouna Y. Abarchi H. Sani R. Prise En Charge Des Anevrismes Arteriels Dans Un Centre Africain Non Specialisee. Revista científica europeia Edição de janeiro de 2018 Vol.14, No.3 ISSN: 1857 - 7881 (Print) e - ISSN 1857- 7431.

[9] Nganmeni Ignace. PATOLOGIAS CIRÚRGICAS TORÁCICAS NO DEPARTAMENTO CIRÚRGICO A DO HOPITAL DU POINT-G: REVISÃO DE CASOS. Faculte de Medecine, de Pharmacie et d'Odonto-Stomatologie. 2006.

[10] Guindo. I O.Aspects epidemiologiques, evolutifs et therapeutiques des pleuresies purulentes au service de pneumo-phtisiologie du CHU Point G. faculte de medecine et odonto-stomatologie. 2013.

[11] PAUL LECENE. Histoire de la chirurgie, Flammarion, 1923, PARIS.

[12] ROBERT B. WAGNER M D. e BENJAMIN SLIVKO M D. highlights of the history of nonpenetrating chest trauma, surgical clinics of the north amerca, 1989, 69, 1-12.

[13] DIOP HENRITTE CECILE AMINATA. Aspectos cirúrgicos do tratamento da tuberculose pleuropulmonar, tese de doutoramento, Dakar 1993, N° 59.

[14] DIEYE OUSMANE. Tratamento dos traumatismos vasculares dos membros, these de medecine, DAKAR 1994, N° 17.

[15] GONTARSKI J J. Certificado de necessidade: diagnóstico cardíaco, instalações e centros de cirurgia cardíaca, New Jersey administrativr CODE NJAC, 1986, 8; 33E.

[16] ANTHONY R C. DOBELL M D. Rival trailblazers: the origins of successful closed valvular surgery, the annals of thoracic surgery, 1996, 61 7506 754.

[17] Hermes C. GRILLO. Lesões congénitas, neoplasias e traumatismos da traqueia. Gibbon's surgery of the chest (quarta edição). W B. SAUNDERS Philadelphia 1983. 1 . 244-245.

[18] Alain, o guerreiro. Novos ficheiros de anatomia - PECM. ªTórax 2 edição.

[19] Richard L. Drake, A. Wayne Vogl, Adam W. M. Mitchell. ªAnatomie pour les etudiants 3 Edição francesa coordenada por Fabrice Duparc e jacques Duparc

[20] Richard W. Light, MD, Centro Médico da Universidade de Vanderbilt análise/revisão concluída em janeiro de 2021

[21] CHUV Departamento de Cardiologia Rue du Bugnon 46 CH-1011 Lausanne, Vaud, Suíça.

31/01/2023. N° 23
[22] Hospitais universitários de Genebra. Cirurgia endócrina. 04/05/2021. N°17
[23] Jacquelline Rossant-Lumbroso, Lyonel Rossant. As arteriopatias. Doctissimo em 03.07. 2019.
[24] F. Becker. Arteriopatias do membro superior, Revue Medicale Suisse 2007; volume 3. 31999.
[25] Lachomette, Konecna, macheda. Fístula arterial. Cirurgia arterial e venosa. 24.07.2020.
[26] G. Franco. J. Marzelle. Explorações da fístula arterioveineuse. 07/10/2019. [18-024-Q- 10] - Doi: 10.1016/S1762-0945(19)64215-4.
[27] Vidal. Os medicamentos para a trombose venosa. 01 de julho de 2022.
[28] Federação Francesa de Cardiologia. Insuficiência venosa: situações de risco Data de publicação: 8 de outubro de 2016 - Alterado em 21 de maio de 2021 -
[29] Danielle Campagne, MD. Síndrome do compartimento. Universidade da Califórnia, São Francisco. Exame médico em dezembro de 2022.
[30] BOURGUIGNON T. A drenagem pleural, Unidade de Cirurgia Torácica - CHU de Tours, 2007.
[31] Nganmeni I, Patologias torácicas cirúrgicas no departamento cirúrgico A do hopital du point-G: revisão de casos. 2006.
[32] LA Mine. Medicina de urgência hospitalar e pré-hospitalar. Gestes thoraciques d'exception en medecine d'urgence.7 novembre 2015
[33] Alain Branchereau, Pierre-Edouard Magan, Eugenio Rosset. Voies D'abord des Vaisseaux. 1995.
[34] Ricco. J.B, Sessa.C. abordagens da aorta abdominal e das artérias ilíacas. EMC 43- techniques chirurgicales- chirurgie vasculaire, 43-034-A.2010
[35] Madioke Mahamadou DIAWARA. Aspectos diagnósticos do hemotórax secundário a um traumatismo firme do tórax no Serviço de Cirurgia Torácica do Hospital do Mali. 15 / 01 / 2022.
[36] Shunsuke. Endo et al. Cirurgia torácica e cardiovascular no Japão em 2016. General Thoracic and cardiovascular surgery 67, 377-477 (2019).
[37] Xing. Gao e Yin-Kai. Chao. Thoracic surgery in Taiwan (Cirurgia torácica em Taiwan). Journal of thoracic disease 2022 Jul; 14(7): 2712-2720.
[38] Souleymane. A N, cirurgia torácica: avaliação da gestão anestesiológica no CHU du point G. faculte de medecine et odontostomatolgie 26/12 /2013.
[39] Otiobanda G.F., Mahougou-Guimbi K.C., Bodzongo D. Anestesia para cirurgia torácica no Hospital Universitário de Brazzaville. Congressos da Sociedade de Anestesia e Reanimação da África Negra Francófona. Dakar, novembro de 2011, C49, p26
[40] Komguem Tagne Mirande. Intubação selectiva em cirurgia torácica no Hospital Point G. A nossa primeira experiência. These medecine, Bamako 06M33.
[41] Staniszewska. A, Gimzewska. M, Onida. S, Voie. T, e Dqvies A H. intervenções arteriais de membros em Inglaterra. Ann R Coll Surg Engl. 20121 maio; 103(5): 360 - 366.
[42] Konate. F. Aspectos epidemio-clínicos e etiológicos da pleurisia com líquido claro do idoso no serviço de pneumo-phtisiologia do hospital universitário do pontoG. Faculte de medecine et odonto-stomatologie de Bamako. 2020.
[43] Bemba ELP, Ossale abacka KB, Koumeka PP, Okemba okombi FH, Bopaka RG, Mboussa J. Profil des affections respiratoires du sujet age au service de pneumologie du chu de Brazzaville. Annales de l'Universite Marien NgOUABI 2018;18(1):19-27.
[44] Adambounou AS, Adjoh KS, Hamadou BB, Fiogbe A A0, Aziagbe KA, Efalou PJ, Gbadamassi G, Boukari M, Kombate D, Akpo K. Etiologias da pleurisia em idosos no Togo. Jornal Científico Europeu, outubro de 2015;11(30):1857-7881.
[45] Guindo. I O.Aspects epidemiologiques, evolutifs et therapeutiques des pleuresies purulentes au service de pneumo-phtisiologie du CHU Point G. faculte de medecine et odonto-stomatologie. 2013.
[46] VIVIEN B, RIOU B. Traumatismos torácicos graves: estratégia de diagnóstico e terapêutica. EMC (Elvier Mason SAS). : 36-725-C-20 (2003) 27.
[47] NIKIEMA A. Hemotórax pós-traumático no CHU-YO: aspectos epidemiológicos, clínicos, para-clínicos, terapêuticos e evolutivos. A propos de 52 cas colliges. These de medecine, Oua gadougou.

2012, 94p

[48] Diop. S, Prise en charge chirurgicale des pericardites dans le service de chirurgie thoracique de l'hopital du Mali. Faculte de medecine et d'odonto-stomatologie. 2022.

[49] Haidara OT. Diagnosis etiologique et évolution des pericardites dans les services de cardiologie des CHU du Point "G" et Gabriel TOURE d'Avril 2005 a Decembre 2006. Departamento de Medicina, CHU Point G de Bamako, 2008; p41-65.

[50] Kone B. Diagnóstico anatomopatológico de Pericardite no CHU du Point G de Bamako. Out. 2017. These de medecine,CHU Point G Bamak, 2017;p1-44. Disponível em: http://www.keneya.net/fmpos/theses/2017/med/pdf/17M185.pdf

[51] Yena S, Togo S, Ouattara M et al. Pericardite crónica: indicações e resultados cirúrgicos de 31 casos observados em Bamako. Afrique Thorax Creur et Vaisseaux. 2011;- 1(2):24-29.

[52] Tall F. Etude epidemiologique, clinique et therapeutique des traumatismes thoraciques au service d'accueil des urgences du CHU Gabriel TOURE. These de medecine. Bamako, 2010, n 88,78P.

[53] Coulibaly. S. Urgências traumáticas feridas do tórax no SAU de L'HDM: interesse l'imagerie medicale dans la prise en charge. Faculdade de Medicina e Odonto-estomatologia de Bamako. 2021.

[54] White ML, Doherty GM, Gauger PG. Tratamento cirúrgico do bócio subesternal baseado em evidências. World J Surg 2008;32: 1285-300.

[55] Cichon S, Anielski R, Konturek A,Baczynski M, Uchon W, Orlicki B. Tratamento cirúrgico do bócio mediastinal: fator de risco para esternotomia. Langenbecks Arch Surg 2008;393:751-7.

[56] El Hachimi. K et Al. Massas parietais torácicas. Revista das doenças respiratórias. Volume 32, Suplemento, janeiro de 2015, Página A119.

[57] Gonzalez. M et al. What should be done about an an anterior mediastinal mass in adults? Manejo de massas mediastinais anteriores em adultos. Revue des maladies respiratoires. Volume 29, número 2, fevereiro de 2012, páginas 138 -148.

[58] Duwe. BV et al. Tumores do mediastino. Tórax 2005

[59] Niang B. Amputação de membros por arteriopatia: Estudo da evolução dos pacientes no serviço de cirurgia torácica e cardiovascular do CHU de FANN A PROPOSTA DE 37 CASOS. Universidade Cheikh Anta Diop, Dakar, 2016.

[60] Nganmeni I, Patologias torácicas cirúrgicas no departamento cirúrgico A do hopital du point-G: revisão de casos. 2006.

[61] Haounou. F, Binjilali. L, Zahlane. M, Essaadouni. L. Doença tromboembólica venosa em medicina interna: um estudo descritivo de 157 pacientes hospitalizados. La revue de la medecine interne, volume 37 , Suplemento 2 dezembro 2016, páginas A148-A149.

[62] Xing. Gao e Yin-Kai. Chao. Thoracic surgery in Taiwan (Cirurgia torácica em Taiwan). Journal of thoracic disease 2022 Jul; 14(7): 2712-2720.

[63] Konin. C et al. Insuficiência venosa crónica numa população negra africana: aspectos epidemiológicos e terapêuticos e factores determinantes. Jornal de Doenças Vasculares. Volume 40, edição 2, março de 2015 Página 123.

[64] Mathieu Josnin, Nicolas Neaume. Revisão dos tratamentos endovenosos para varizes dos membros inferiores. Sang thrombose vaisseaux 2018, 30, numéroero 3 : 113 - 23.

[65] Ricco JB, Regnault de la Mothe G. Cirurgia dos aneurismas arteriais dos membros. Encycl Med Chir , Techniques chirurgicales - Chirurgie vasculaire 43-028-A. 2011 ; 21p.

[66] Deglise S, Dubuis C, Francois S et al. Diagnóstico e terapêutica dos aneurismas da aorta torácica e/ou abdominal.Forum Med Suisse.2013 ;13(37) :719-724.

[67] James Didier L., Abdoulaye MB. Bako H. Ide K., Saidou A., Ide G., Hama Y., Sani Rabiou. Chaibou MS, Daddy H. Adakal O. Sidibe T. Ouaissi M. Harouna Y. Abarchi H. Sani R. Prise En Charge Des Anevrismes Arteriels Dans Un Centre Africain Non Specialisee. Revista científica europeia Edição de janeiro de 2018 Vol.14, No.3 ISSN: 1857 - 7881 (Print) e - ISSN 1857- 7431.

[68] Baleato S, Bierry G, Garcia-Figueiras R. Anevrismes arteriels ; revue des differents territoires. Jornadas Francesas de Radiologia de Paris. 2008 oct: 24-28.

[69] SANOGO. A M. Aspectos epidemiológicos e clínicos do linfedema no serviço de dermatologia do Hospital Universitário Gabriel Toure de Bamako. Faculdade de Medicina e Odonto-Stomatologia. 2013

[70] B. Vertilus. Síndrome compartimental aguda dos membros.INFO-CHIR:La Revue Haitienne de Chirurgie et d'Anesthesiologie Vol. 3 No. 15 Decembre 2014.

[71] [40] Hoff et al: East Practice Management Guidelines Work Group: Update to Practice Management Guidelines for Prophylactic Antibiotic Use in Open Fractures. The Journal of trauma Injury,Infection, and Critical Care - Volume 70, Número 3, março de 2011.

[72] Comptom C, Rhee R. Traumatismo vascular periférico. Perspect Vasc Surg Endovasc Ther 2005; 17 (4): 297-307.

[73] Ouedraogo. S , Zida. M , Tall. M, Troare S S. Resultados do tratamento cirúrgico de quistos poplíteos no Burkina Faso. Vol. 38, numero 1 et 2 - Javier-decembre 2015, science et tchnique, sciences de la sante.

[74] Hacoubi. H, Abidallah. Haddiya. I. Lipomas gigantes dos membros (sobre dois casos e revisão da literatura). Rev Maroc chir orthop traumato 2011 ; 44 : 51 - 54.

[75] Crib GL; Cool WP, Ford D J, Mangham DC. Tumores lipomatosos gigantes da mão e do antebraço. J Hand Surg 2005; 30B:509-12.

[76] Terzioglu. A, Tuncali D, Yuksel A, Bingul F, Aslan G. Lipomas gigantes: uma série de 12 casos consecutivos e um lipossarcoma gigante da coxa. Dermatol cirurg 2004 ; 30 : 463- 7.

[77] M. Wassef. Pseudotumores vasculares. Malformação arterioveinosa. Ann Pathol 2011; 31:292-6.

[78] Hacoubi. H, Abidallah. Haddiya. I. Lipomas gigantes dos membros (sobre dois casos e revisão da literatura). Rev Maroc chir orthop traumato 2011 ; 44 : 51 - 54.

[79] Vanwijcka R. degardin-capon N. les malformations arterioveineues : aspects cliniques et evolution. Ann Chir Plast Esthet 2006; 51: 440-6.

[80] Casnova D. Bardot J. Bartoli J-M. Magalon G. Tratamento cirúrgico das malformações arteriovenosas. Ann Chir Plast Esthet 2006 ;51 : 456-70.

ICONOGRÁFICOS

Iconografias :

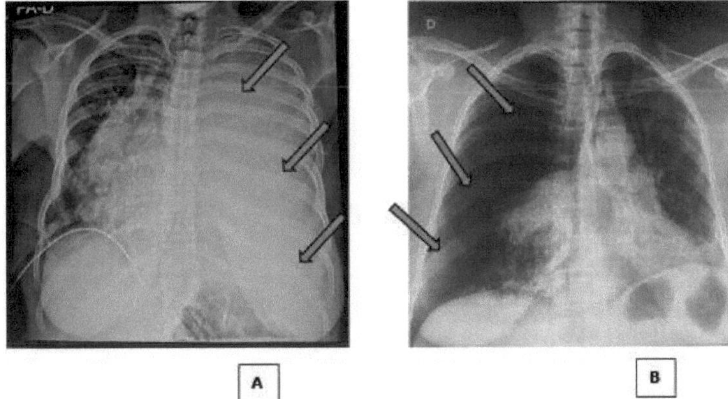

Figura 41: A. Pleurisia esquerda grave, **B.** Pneumotórax direito (Centro André FESTOC, CHU-ME Bamako).

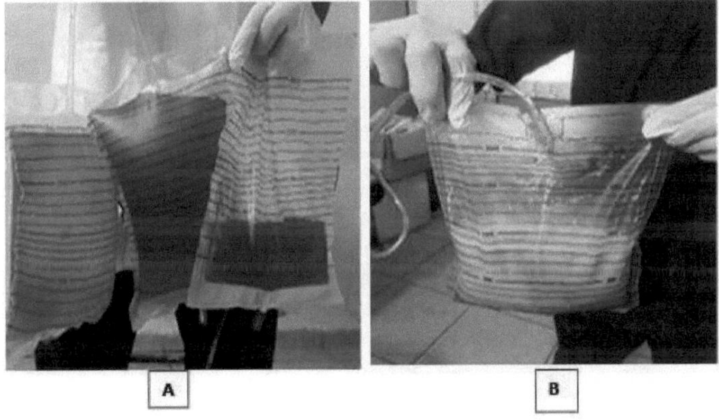

Figura 42: A. Drenagem do tórax com 4500 ml de líquido amarelo citrino, **B.** Drenagem do tórax com 900 ml de pus franco (Centro André FESTOC, CHU-ME, Bamako).

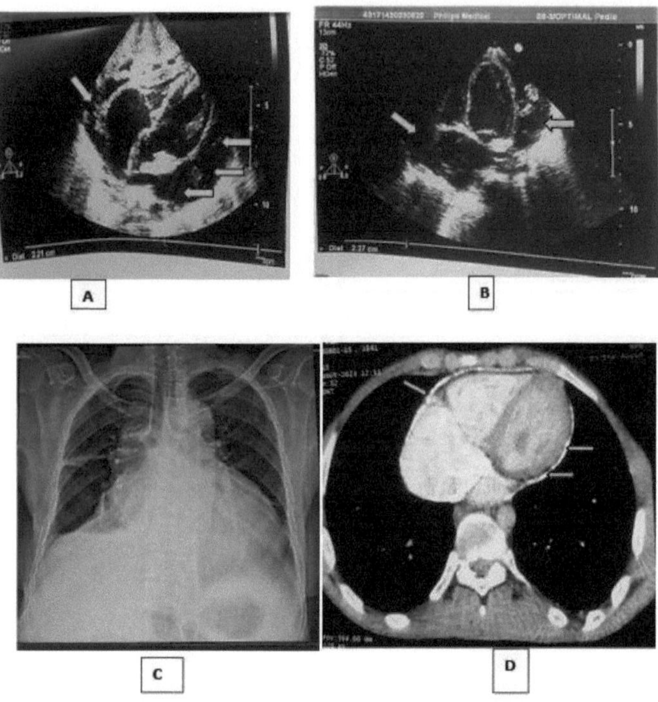

Figura 43: A, B. ETT mostrando grande derrame pericárdico circunferencial, **C.** Radiografia frontal do tórax mostrando derrame pleuropericárdico. **D.** Angioscanner torácico mostrando pericardite crónica construtiva (Centro André FESTOC, CHU-ME, Bamako).

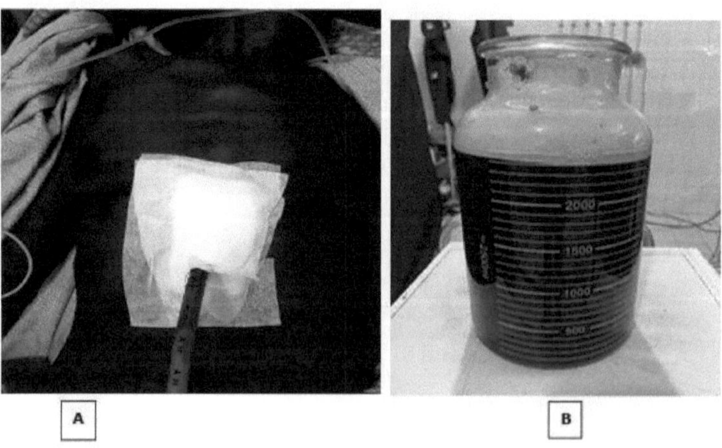

Figura 44: A. Local de drenagem pericárdica percutânea num adulto, **B.** Drenagem pericárdica com retorno de 2500 ml de fluido sérico (Centro André FESTOC, CHU-ME, Bamako).

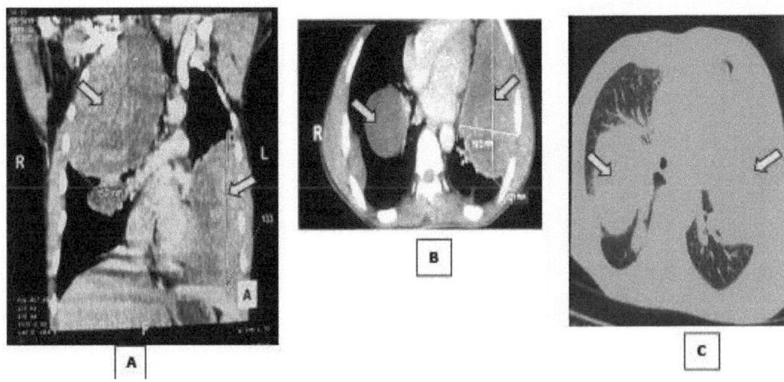

Figura 45: A,B,C. Massa broncopulmonar bilateral. (Centro André FESTOC, CHU-ME, Bamako).

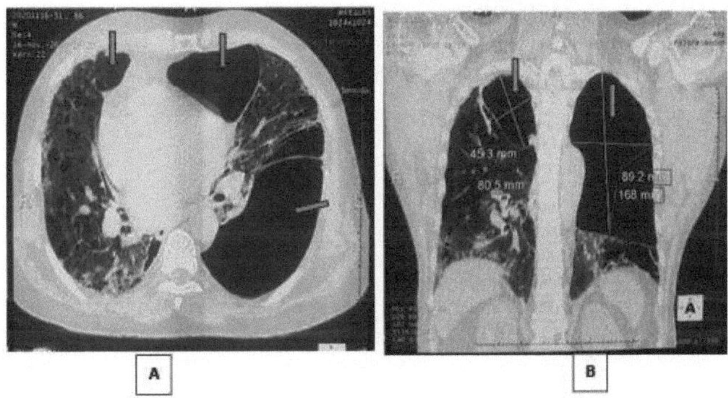

Figura 46: **A,B.** TAC torácica objetiva bolhas de enfisema pulmonar bilateral. (Centro André FESTOC, CHU ME Bamako).

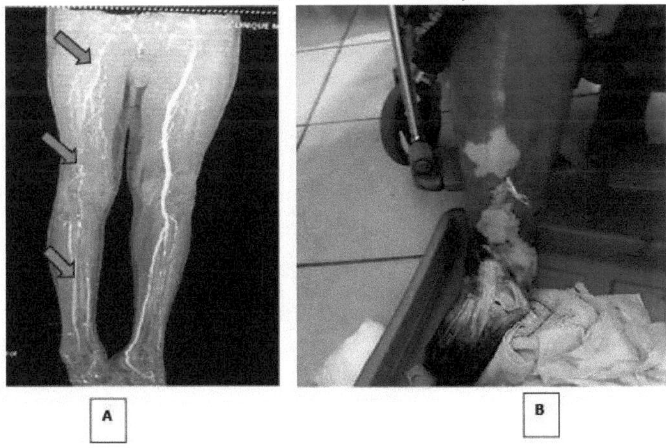

Figura 47: **A.** Angioscan do MI mostrando arteriopatia mais marcada à direita, **B.** Gangrena mista do MID (Centro André FESTOC, CHU-ME, Bamako).

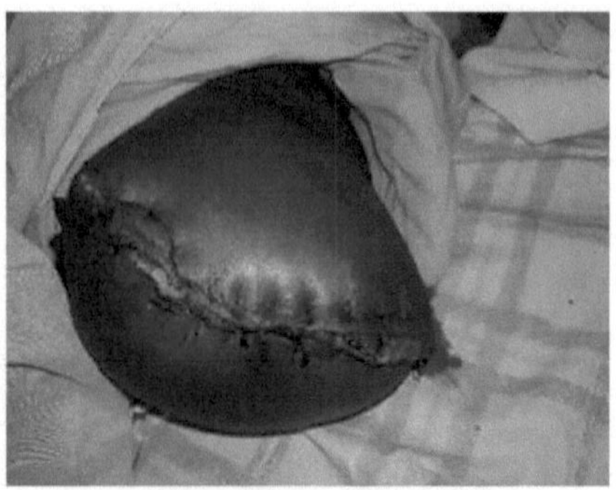

Figura 48: Coto de amputação da coxa direita (Centro André FESTOC, CHU-ME, Bamako).

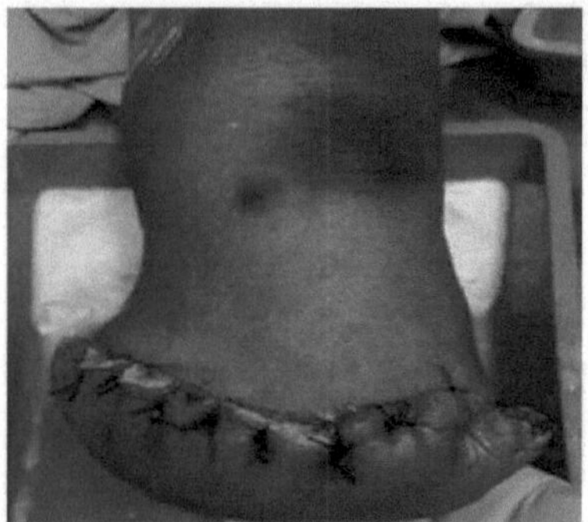

Figura 49: Coto de amputação da perna esquerda (Centro André FESTOC, CHU-ME, Bamako).

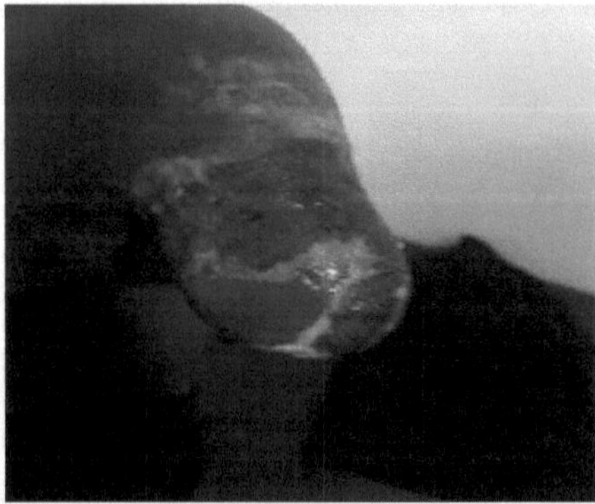

Figura 50: Coto de amputação do braço esquerdo numa criança. (Centro André FESTOC, CHU-ME, Bamako).

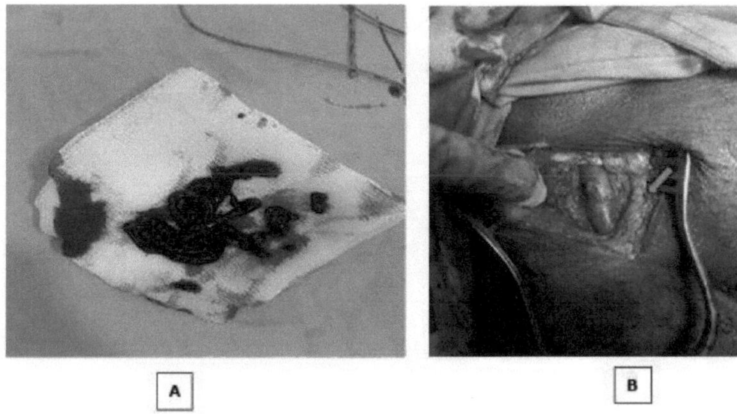

Figura 51: **A.** Peça de embolectomia; **B.** Arteriotomia do tripé femoral direito após a embolectomia. (Centro André FESTOC, CHU-ME, Bamako).

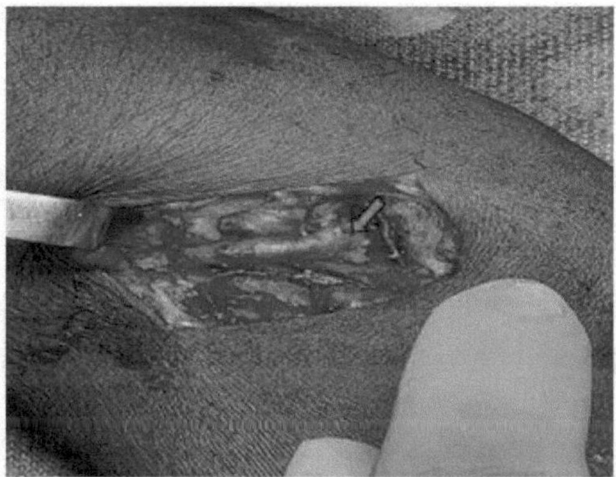

Figura 52: Anastomose umerocefálica esquerda (Centro André FESTOC, CHU-ME, Bamako).

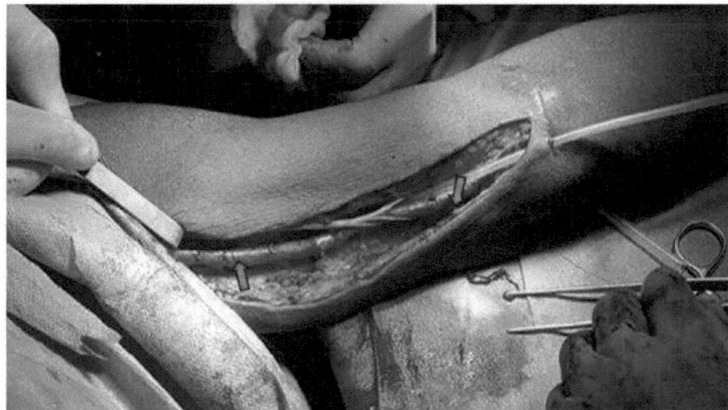

Figura 53: Superficialização da veia basílica direita após anastomose umeral-basílica (Centro

André FESTOC, CHU-ME, Bamako).

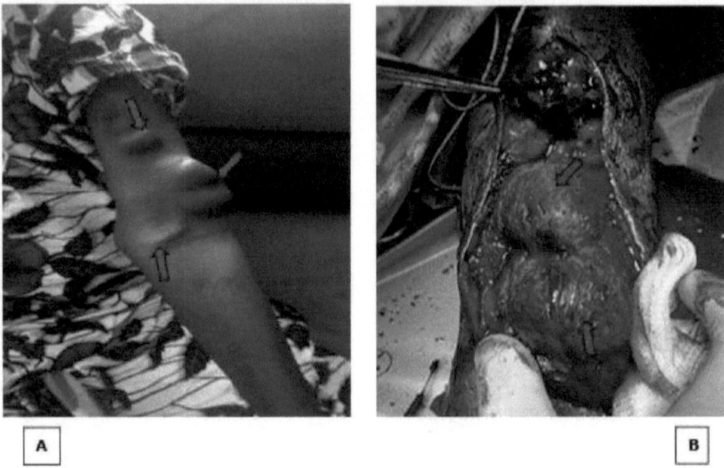

Figura 54: A. Falso aneurisma na FAV **B.** Demonstração do falso aneurisma. (Centro André FESTOC, CHU-ME de Bamako).

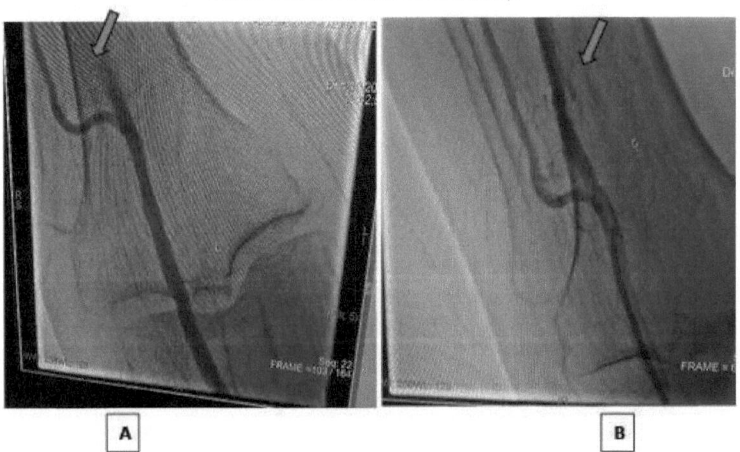

Figura 55: A. Arteriograma mostrando estenose da artéria tibial anterior esquerda, **B.** Arteriografia mostrando a repermeabilização da mesma artéria tibial após angioplastia (Centro André FESTOC CHU-ME, Bamako).

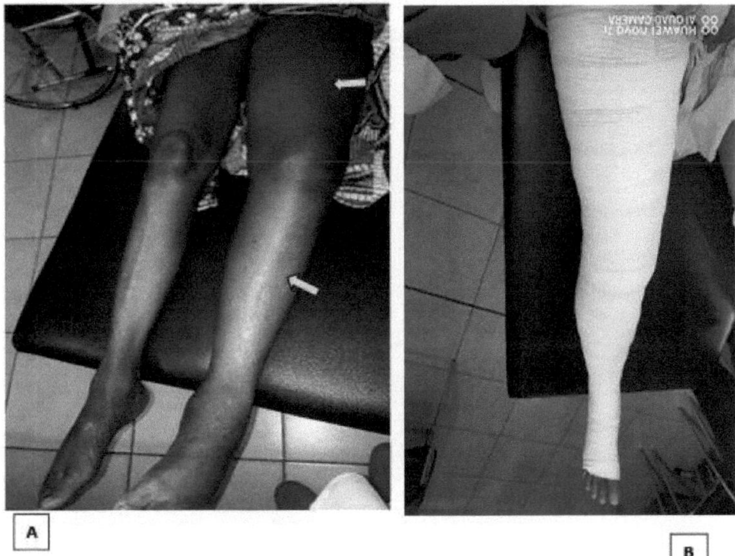

Figura 56: A. TVP da MIG, **B.** Compressão pós TVP com banda elástica. (Centro André FESTOC, CHU-ME, Bamako).

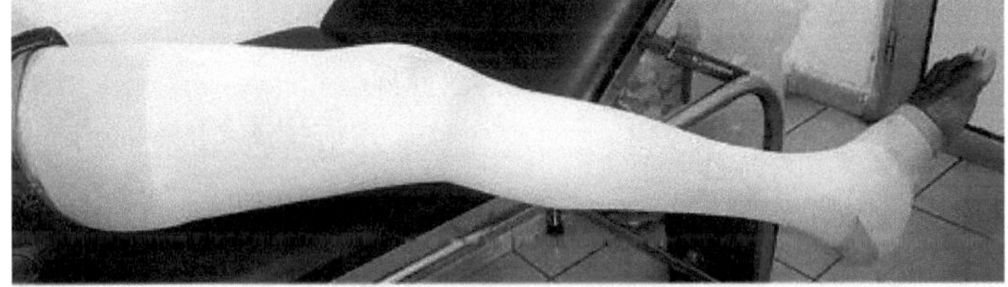

Figura 57: Meias de apoio para IVC. (Centro André FESTOC, CHU-ME, Bamako).

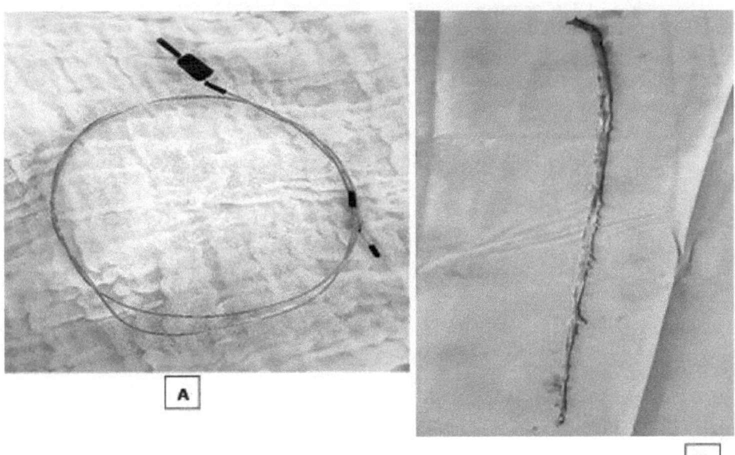

Figura 58: A. Stripper, **B.** Eveinage por stripping da veia safena magna direita (Centro André

FESTOC, CHU-ME, Bamako).

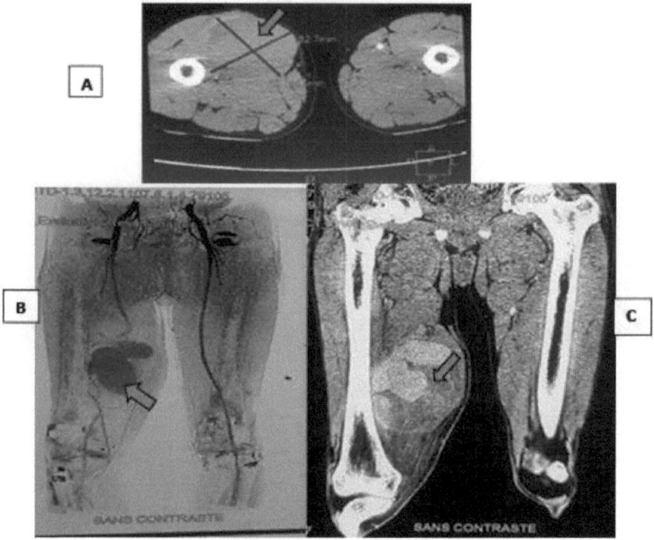

Figura 59: A, B, C. Falso aneurisma da artéria femoral superficial direita (Centro André FESTOC, CHU-ME, Bamako).

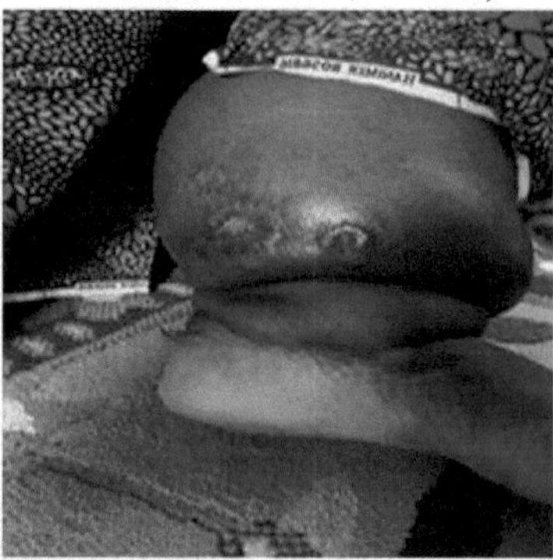

Figura 60: Linfedema superinfectado da MIG. (Centro André FESTOC, CHU-ME, Bamako).

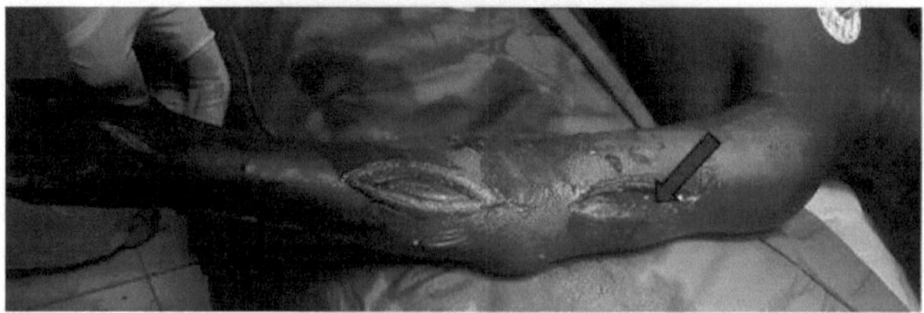

Figura 61: *Aponeurotomia MSG* numa criança de 8 anos de idade (Centro André FESTOC, CHU-ME, Bamako).

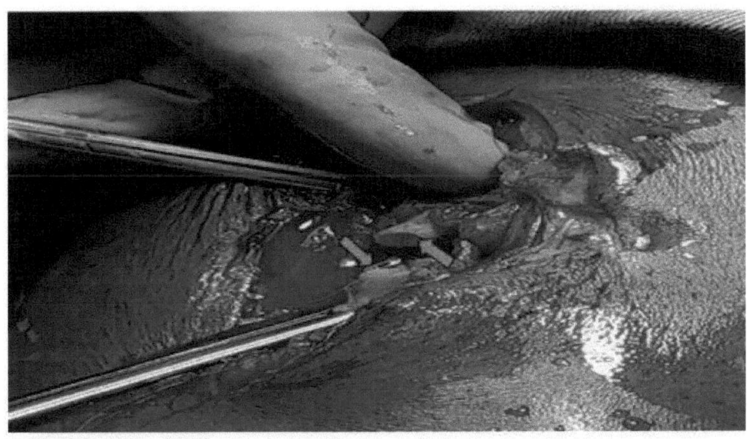

Figura 62: Secção completa da artéria umeral esquerda após traumatismo balístico (Centro André FESTOC, CHU-ME, Bamako).

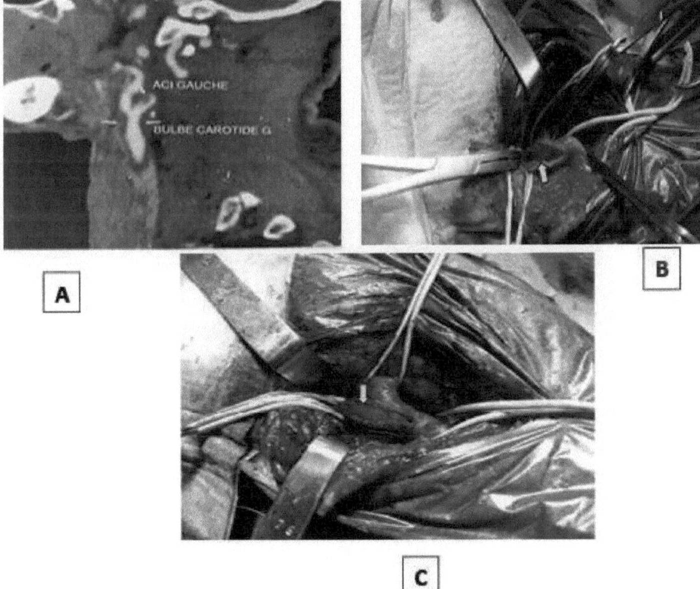

Figura 63: A. Oclusão da artéria carótida interna esquerda, B. Endarterectomia do tripé da artéria carótida esquerda, **C**. Patch para encerramento da endarterectomia do tripé da artéria carótida esquerda (Centro André FESTOC CHU-ME, Bamako).

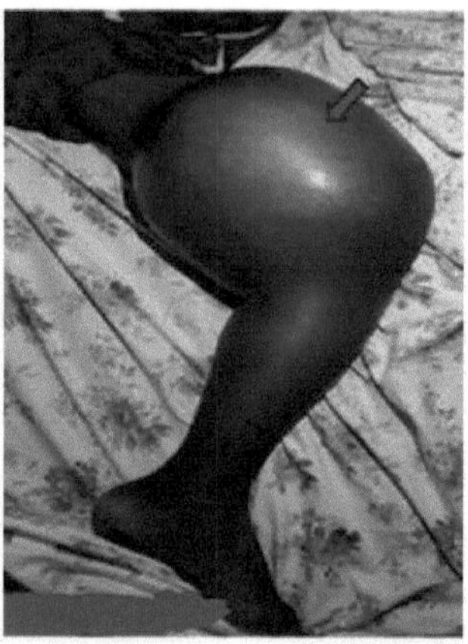

Figura 64: Osteossarcoma da coxa esquerda (Centro André FESTOC, CHU-ME, Bamako).

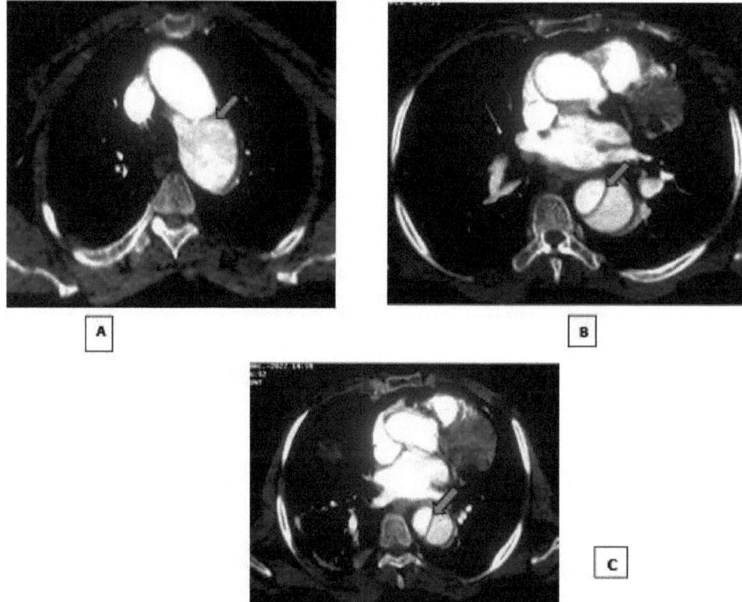

Figura 65: A, B, C. Secções axiais de angioscanner torácico mostrando uma dissecção da aorta de tipo A. (Centro André FESTOC, CHU-ME Bamako).

APÊNDICES

Formulário de investigação I. <u>N.º do doente</u>: 1. <u>identidade</u>
IP : .... Último nome: .... Nome próprio: ....
Data de nascimento: .../.../...Sexo: ..... Tipo de sangue:............ Residência: ....
Profissão: .... N° tel : Proveniência : 1 CScom : 2 CSREF : 3 Hôpital régional : 4 CHU : 5 Clinique privée : 6 Lui-même :
2. Data da consulta: .... 3. <u>Motivo da consulta</u>: Cirurgia torácica :
Dor no peito: 1.../sim 2.../não Deformidade no peito: 1.../sim 2.../não Dispneia: 1.../sim 2.../não - Derrame pleural: Pleurisia: 1.../sim 2.../não hemotórax: 1.../sim 2.../não piotórax: 1.../sim 2.../não pneumotórax: 1.../sim 2.../não Efusão: 1.../sim 2.../não. - Derrame pericárdico: 1.../sim 2.../não - Traumatismo torácico: Fechado: 1.../sim 2.../não Aberto: 1.../sim 2.../sim - Tumor torácico: 1.../sim 2.../não 3.../intra 4.../extra 5.../linear 6.../maligno Localização: 1.../primária 2.../secundária - Tuberculose: 1...sim 2.../não sequelas: 1.../sim 2.../não
- Outros :
Cirurgia vascular
- Formigueiro plantar: 1.../sim 2.../não - Perímetro de marcha: 1.../ $\leq$ 100m 2.../ $\leq$ 500m - Isquémia arterial: 1.../sim 2.../não localização: - TVP: 1.../sim 2.../não localização: - Pé diabético: 1.../sim 2.../sem localização: - Varizes: 1.../sim 2.../sem localização: 3.../VGS 4.../VPS 5.../direita 6.../esquerda 7.../úlcera varicosa - Linfedema: 1.../sim 2.../sem localização: - Aneurisma arterial: 1.../sim 2.../sem localização: - Aneurisma da aorta: 1.../sim 2.../sem localização: - Estenose carotídea: 1.../sim 2.../não localização: - FAV: 1.../sim 2.../não 3.../esquerda 4.../direita 5.../proximal 6.../dislateral

II. <u>História da doença</u> :
. início: . progresso: . diagnóstico :

III. <u>Antecedentes ;</u>
Médico: Cirúrgico: Ginecológico :

IV. <u>Exames físicos</u> :
Órgão patológico: . Sinais gerais: . Estado geral:/bom....../pobre....... Peso : ......kg Altura : ......cm
. conjuntivas:/normo - coloridas....../pales...... . Pulsos femorais percebidos:/yes....../no....... . Frequência cardíaca: ......batt/min . Frequência respiratória: ......cycle/min . Saturação de oxigénio: ....% . Pressão arterial: ....mmhg

Inspeção:
. Deformidade torácica: 1.../ou 2.../não . Turgidez jugular: 1.../sim 2.../não . Circulação venosa colateral: 1.../sim 2.../não . Sinais de luta: 1.../sim 2.../não . Malformações associadas: 1.../sim 2.../não

. palpação
. Pico de choque normal: 1.../sim 2.../não . Tremor:1.../sim 2.../não . Auscultação: . Cardíaca :
. BDC: audível:1.../sim 2.../não regular: 1.../sim 2.../não . Sopro sistólico: 1.../sim 2..../não
. Se sim, especificar a localização: 0..../mitral 2.../pulmonar 3.../aórtico 4.../tricúspide . Sopro diastólico: 1.../sim 2..../não. . Se sim, especificar o foco: 0.../mitral 2.../pulmonar 3.../aórtico 4.../tricúspide . Sopro contínuo:1.../sim 2..../não
. Se sim, especificar o foco: 0.../mitral 2.../pulmonar 3.../aórtica 4.../tricúspide

. abafado: 1.../sim 2..../no . Galope: 1/sim 2..../não . Taquicardia: 1.../sim 2...../não . Bradicardia: 1.../sim 2..../não . Pulmonar: . Murmúrio vesicular: 1.../sim 2.../não . Vibração vocal: 1.../sim 2..../não . Estertores crepitantes: 1/sim 2..../no . Sibilantes: 1/sim 2.../não . Exame do abdómen: . Aspeto geral do abdómen: mole: 1.../sim 2.../não distendido: 1...sim 2.../não CVC: 1.../sim 2.../não . Hepatomegalia: 1.../sim 2..../não . Esplenomegalia: 1.../sim 2..../não . Massa: 1.../sim 2..../não . Outros: outros a notificar: 1..../sim 2..../não especificado:............

V. **Exames paraclínicos: a. Radiografia frontal do tórax :**

Critérios de qualidade satisfeitos: 1.../sim 2.../não Contentor: normal: 1..../sim 2.../não Em caso negativo, especificar: ....

Contentor:

Índice cardio-torácico: 1.../normal 2.../ cardiomegalia Silhueta cardíaca: 1.../ situs solitus 2.../situs invertus

Parênquima pulmonar: 1.../normal 2.../hipovascular 3.../hipervascular Derrame pleural: 1.../líquido 2.../pneumático 3.../misto Massa: 1.../intratorácica 2.../extratorácica

b. Eletrocardiografia :

. frequência:1.../normal 2.../taquicardia 3..../bradicardia . ritmo: sinusal 1..../sim 2... 3.../regular 4.../irregular . eixo: 1.../normal 2..../anormal . P-R: normal: 1.../sim 2.../não BAV 1= 1.../sim 2.../não Mobitz: 1.../sim I 2 .../sim II 3.../não BAV3: 1.../sim 2.../não

. hipertrofia:1.../sim 2.../não atrial: 1...sim 2.../não ventricular: 1.../sim 2.../não

. fibrilhação auricular: 1.../sim 2.../não fibrilhação ventricular: /1...sim 2.../não . bloqueio do ramo direito: 1.../sim 2.../não bloqueio do ramo esquerdo: 1.../sim 2.../não hemibloqueio: 1.../sim 2.../não . sinais de isquemia: 1.../sim 2...../não Outros a especificar: ....

c. Ecografia cardíaca :

Ao: mm OG: mm VGd: mm VGs: mm FEVG: % FR: %

Valvulopatias: 1..../aórtica 2.../pulmonar 3.../tricúspide 4..../mitral Pericárdio seco: 1.../sim 2.../não Outros a especificar: ....

d. TAC Angioscan torácico :

1.../feito 2.../não 3..../Resultado

Angioscan dos membros superiores :

Calcificações: 1.../sim 2..../não 3.../ Localização: Estenose: 1.../sim 3.../não 3.../ Localização: Isquémia: 1.../sim 2.../não 3... Localização:

Angioscan dos membros inferiores :

Calcificações: 1.../sim 2..../não 3.../ Localização Estenose: 1.../sim 3.../não 3.../ Localização Isquémia: 1.../sim 2.../não 3... Localização

e. Biologia :

. Glóbulos brancos: ....10 mm/3 predominantemente hiperleucocitose:.............. . Glóbulos vermelhos: ....10mm/6 . Hemoglobina: ....g/dl Hematócrito: ....% VGM:................fl CCMH:..............g/dl . PCR: ....mg/dl . Glicose no sangue: ....mg/dl . Ureia: ....mmol/L . Creatina: ....umol/l . TP: ....%

. TCK : ....

. Serologia VIH:1...//positivo 2.../negativo . HBsAg: 1.../positivo 2..../negativo . AcHbc: 1.../positivo 2..../negativo . Teste de Emmel: 1.../positivo 2.../negativo . ECBC: 1.../sim 2.../não Aspeto do fluido: 1.../hemático 2.../transuda 3.../exsuda Germes isolados: 1.../sim 2.../não 3...: a especificar: antibiograma: 1.../sim 2.../não

. ANAPATH : 1.../sim 2.../não 3.../linear 4.../não linear 5.../a especificar :........

. Gene Xpert: 1.../sim 2.../não MBT: 1.../sim 2.../não

f. Tratamentos médicos:

Hipertensão: 1....sim 2.../não . Diurético:1.../sim 2..../não . Inibidor da ECA: 1.../sim 2..../não . Beta-bloqueador: 1.../sim 2..../não . Diabetes: 1.../sim 2.../não 3.../insulinoterapia 4.../ADO . Anticoagulante: 1.../sim 2...../não . Antibiótico: 1.../sim 2....../não . Analgésico: 1.../sim 2.../não

g. Tratamento cirúrgico :

Idade na altura da cirurgia................

Peso no momento da cirurgia: ....kg Altura no momento da cirurgia: ....cm Cirurgia torácica: 1.../aberta 2.../fechada Cirurgia plástica: 1.../sim 2.../não

Cirurgia de infeção: 1.../sim 2.../não Cirurgia de trauma: 1.../sim 2.../não Cirurgia vascular: Patologia isquémica devida a : 1.../embolismo 2.../artrite Traumatismo vascular: 1.../sim 2.../não Malformação vascular: 1.../sim 2.../não Aneurisma: 1.../sim 2.../não Pé diabético: 1.../sim 2.../não Tratamento ortopédico: 1.../sim 2.../não Tratamento de fisioterapia: 1.../sim 2.../não

VI. Desenvolvimento :

a. Complicações pós-operatórias imediatas: 1.../sim 2..../não . 3.../sangramento 4.../isquémia 5.../ trombose b. Complicações pós-operatórias tardias: 1.../sim 2..../não 3.../Se sim, por favor especifique **c.** Seguimento pós-operatório: 1.../regular 2.../irregular 3.../perdeu a visão **e.** **Rehospitalização:** 1.../Sim 2..../Não 3.../Se sim, especifique 4.../Motivo 5.../Duração 6..../Excesso 7..../Falecido

Ficha de informação

Nome: TANGARA
Nome próprio: Souleymane
Título da tese: Aspectos clínicos e terapêuticos das patologias torácicas e vasculares no centro André FESTOC do CHU Mere - Enfant le "Luxembourg" em Bamako (Mali).
Ano da defesa : 2024
Cidade de defesa: Bamako (Mali)
Nacionalidade: Maliano
Depositário: Biblioteca da Faculdade de Medicina, Farmácia e Odontostomatologia do Mali (F.M.P.O.S).
Setor de interesse: Cirurgia torácica e vascular.
Correio eletrónico: Tangara8a@gmail.com, **Tel:** +22377696755

Currículo

Introdução: A cirurgia torácica e vascular é praticada há séculos. A prática da cirurgia torácica e vascular no Mali remonta aos primeiros anos após a independência (1960). Iniciámos este trabalho para estudar os aspectos epidemiológicos, clínicos e terapêuticos das patologias torácicas e vasculares no Centro André FESTOC do CHU Mere - Enfant le "Luxembourg" em Bamako (Mali).

Metodologia: Trata-se de um estudo retrospetivo e descritivo realizado no Centro André FESTOC do Hospital Mere Enfant "Luxembourg" de Bamako, de 1 de janeiro de 2018 a 31 de dezembro de 2022. Centrou-se nos registos de pacientes operados e não operados tratados para cirurgia torácica e vascular.

Resultados: Inscrevemos 1720 doentes, 581 dos quais foram tratados para cirurgia torácica e 1139 para cirurgia vascular. Os doentes não operados beneficiaram de tratamento médico ou de outros tratamentos não invasivos.

A idade média global dos doentes foi de 51,34 anos, com um desvio padrão de 19,51 e extremos de 2 meses e 123 anos, sendo todos adultos. Apenas 76 doentes tinham menos de 15 anos de idade, o que representa 4,45% do total de doentes. O rácio entre os sexos foi de 0,9, sendo as mulheres donas de casa as que representaram a maior percentagem (41,51%). A mortalidade hospitalar global foi de 5,93%.

Conclusão: A cirurgia torácica e vascular desenvolveu-se rapidamente nas últimas duas décadas no Mali e é atualmente realizada por rotina com resultados fiáveis e reprodutíveis. No entanto, é necessário popularizar as técnicas minimamente invasivas (toracoscopia e cirurgia endovascular).

Palavras-chave: aspectos epidemiológicos e terapêuticos, patologia torácica e vascular, centro André FESTOC, Mali.

Juramento de Hipócrates

Na presença dos mestres desta faculdade, meus caros colegas, diante da efígie de Hipócrates, Prometo e juro, em nome do ser supremo, ser fiel às leis da honra e da probidade no exercício da medicina.

Darei os meus cuidados gratuitamente aos necessitados e nunca exigirei um salário acima do meu trabalho, não participarei em qualquer partilha clandestina de honorários.

Admitido no interior das casas, os meus olhos não verão o que lá se passa, a minha língua calará os segredos que me forem confiados, e o meu estado não servirá para corromper a moral ou encorajar o crime.

Não permitirei que considerações de religião, nação, raça, partido ou classe social se interponham entre o meu dever e o meu doente.

Manterei o respeito absoluto pela vida humana desde o momento da conceção. Mesmo sob ameaça, não permitirei que os meus conhecimentos médicos sejam utilizados contra o direito da humanidade.

Respeitoso e grato aos meus professores, devolverei aos seus filhos a educação que recebi dos seus pais.

Que os homens me estimem, se eu for fiel às minhas promessas

Que eu seja envergonhado e desprezado pelos meus colegas se não o fizer.

Juro-o.

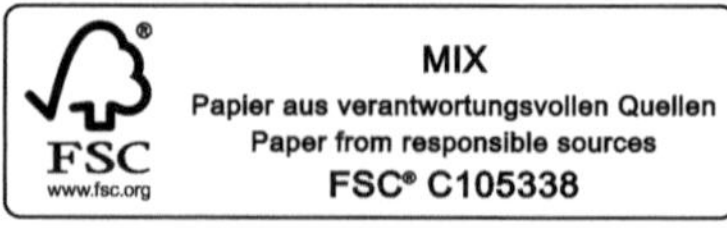

Printed by Books on Demand GmbH, Norderstedt / Germany